老年期认知障碍照料者
实用管理手册

LAONIANQI RENZHI ZHANG' AI ZHAOLIAOZHE
SHIYONG GUANLI SHOUCE

主 编 林 勇 王霞琴 彭 松

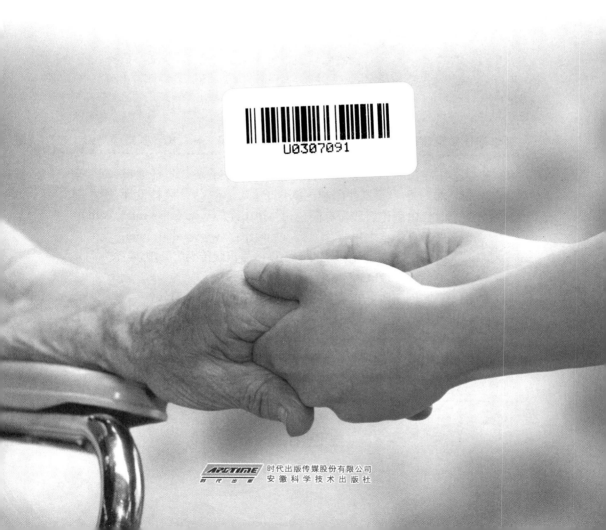

时代出版传媒股份有限公司
安徽科学技术出版社

图书在版编目(CIP)数据

老年期认知障碍照料者实用管理手册 / 林勇,王霞琴,彭松主编. --合肥:安徽科学技术出版社,2021.4
ISBN 978-7-5337-8354-9

Ⅰ.①老… Ⅱ.①林…②王…③彭… Ⅲ.①阿尔茨海默病-护理-手册 Ⅳ.①R473.74-62

中国版本图书馆 CIP 数据核字(2021)第 004682 号

老年期认知障碍照料者实用管理手册　　　　主编　林　勇　王霞琴　彭　松

出 版 人:丁凌云　　　选题策划:黄　轩　聂媛媛　　　责任编辑:黄　轩
责任校对:李　茜　　　责任印制:廖小青　　　　　　　装帧设计:武　迪
出版发行:时代出版传媒股份有限公司　　http://www.press-mart.com
　　　　　安徽科学技术出版社　　　　　　http://www.ahstp.net
　　　　(合肥市政务文化新区翡翠路 1118 号出版传媒广场,邮编:230071)
　　　　　电话:(0551)63533330
印　　制:合肥创新印务有限公司　　电话:(0551)64321190
(如发现印装质量问题,影响阅读,请与印刷厂商联系调换)

开本:720×1010　1/16　　　　印张:9.5　　　　　　字数:210 千
版次:2021 年 4 月第 1 版　　　2021 年 4 月第 1 次印刷

ISBN 978-7-5337-8354-9　　　　　　　　　　　定价:29.00 元

《老年期认知障碍照料者实用管理手册》编委会

学术顾问	陈伟强　王梦岚　李　中
主　　编	林　勇　王霞琴　彭　松
主　　审	于恩彦　唐建良
副主编	汤晨东　李国荣　费玉娥　徐丽芬　胡　进
编　　委	江红霞　周　勇　夏江明　郭云红　廖峥娈
	刘　辉　郭子雷　江爱玉　江瑞来　汤娟萍
	孟　湘　王晓倩　沈亚芬　周凤亚　张　洁
	沈　震　朱丽萍　濮正平　昌　盛　冯建邦
	毛依予
学术秘书	仇　鹏　倪　琴
工作秘书	蒋月红　江爱玉　孙恩梦

《老年期认知障碍照料者实用管理手册》
编委名单及所在单位与职称

于恩彦	中国科学院大学附属肿瘤医院	教授
唐建良	桐乡市第一人民医院	主任医师
林　勇	嘉兴市康慈医院	主任医师
王霞琴	嘉兴市康慈医院	副研究馆员
彭　松	安徽省医学情报研究所	副编审
汤晨东	嘉兴市康慈医院	主任医师
李国荣	嘉兴市康慈医院	主任医师
费玉娥	嘉兴市康慈医院	主任医师
徐丽芬	嘉兴市康慈医院	主任护师
胡　进	嘉兴市第一医院	主任医师
江红霞	嘉兴市康慈医院	主任医师
廖峥娈	浙江省人民医院	副主任医师
郭云红	嘉兴市康慈医院	副主任医师
冯建邦	嘉兴市康慈医院	主管康复医师
毛依予	嘉兴市康慈医院	副主任护师
汤娟萍	嘉兴市康慈医院	副主任护师
郭子雷	嘉兴市康慈医院	主治医师
濮正平	嘉兴市康慈医院	主治医师
刘　辉	北京安定医院	主任医师
王晓倩	桐乡市第一人民医院	主治医师
沈亚芬	嘉兴市康慈医院	副主任护师
张　洁	嘉兴市康慈医院	副主任护师
昌　盛	嘉兴市康慈医院	主治医师
江瑞来	丽水市第二人民医院	主任医师
江爱玉	嘉兴市康慈医院	主任护师
沈　震	桐乡市第一人民医院	主任医师
孟　湘	嘉兴市康慈医院	副主任护师
夏江明	嘉兴市康慈医院	副主任医师
周　勇	嘉兴市康慈医院	主任医师
周凤亚	嘉兴市康慈医院	副主任护师
朱丽萍	嘉兴市康慈医院	副主任护师

序　言

　　嘉兴市康慈医院林勇等医生编写的《老年期认知障碍照料者实用管理手册》即将面世,受作者诚挚邀请,为之作序,很是高兴。通读全文,收获不少,本书着重从以下五个角度展开介绍与阐述,包括:老年期认知障碍的流行病学概况;老年期认知障碍照料的现状与对策;老年期认知障碍住院照料,如躯体功能、生活能力、不良事件的分析与防范,睡眠管理、精神行为症状的照料与管理;老年期认知障碍的居家照料与管理,如日间照料、夜间照料、饮食照料、跌倒防范、服药管理、社区照料、压疮防范、照护原则;老年期认知障碍的医学伦理与照料者心理调适等五个角度展开介绍与阐述。应该说,本书的内容较为务实与新颖,直击问题的难点与痛点,用这样的视角来看问题、分析问题是可取的,而这些问题也是社会关注的热点与焦点。本书可读性较强,既保证了专业性、科学性,也通俗易懂,同时具有较强的操作性,能够较好地推广。内容贴近基层,兼顾专业与科普的特征,侧重于专业、科学、人文的照料技术推广,探索建立老年期认知障碍患者人群心理健康档案数据库,动态管理,形成有效运行机制,条理清晰,行文流畅,语言质朴,潜在读者人群广泛,符合实际情况,具有较好的现实意义与推广价值。

　　老年期认知障碍是一个世界性的难题,给国家和人民带来了沉重的经济负担。根据 2015 年中国老年期认知障碍经济负担调查显示,老年期认知障碍相关费用支出占国内生产总值(GDP)的 1.47%,高于世界平均水平。在现有的科学技术条件下,老年期认知障碍诊疗现状整体欠理想,照料问题已经成为老年期认知障碍诊疗中的重要环节之一。实际上大部分的负担均体现在日常生活的照料和疾病并发症的处理上,单纯促智药物治疗在老年期认知障碍治疗的经济占比并不是很高,科学的照料管理可以延缓老年期认知障碍患者病情的进展,改善患者的生活质量,从而延长患者生命并减轻照料者压力,最终减少经济负担。

　　《中华人民共和国老年人权益保障法》第三十条规定:"国家逐步开展长期护理保障工作,保障老年人的护理需求。对生活长期不能自理、经济困难的老年人,地方各级人民政府应当根据其失能程度等情况给予护理补贴。"该法律条款对老年护理做了原则性规定,提供了法律依据,能够使大多数的老年期认知障碍患者获益。人力资源和社会保障部于 2016 年发布了《关于开展长期护理保险制度试点的指导意见》,此意见为部分老年期认知障碍患者解决了长期护理的问题,但长期照料认知障碍患者的工作量巨大,远超其他慢性疾病。另外,全国各地因经济不平衡,政策执行也存在较大差别。

目前,我国老年期认知障碍患者已超过 1000 万,这个数字还在不断增长,参与和从事照料护理认知障碍患者的人数超过 1 亿,但由于诸多原因,目前相当多的照料者普遍缺少专业系统的指导与培训。然而,照料与护理的工作质量却与认知障碍患者的生活质量息息相关,需要引起高度重视。此外,本书特别关注了认知障碍类疾病的临床表现特点、不良事件防范要点、照料技术的注意事项,照料者人群的心理调适等核心内容,实用意义与指导价值显著提升。

能够对工作中发现的问题进行研究,对取得的经验进行总结,这是优秀医师的素质体现。本书的编者们能够克服困难力成此书,实属不易,值得我们学习。再次对本书的顺利出版表示祝贺,也希望各位专家再接再厉,继续为广大认知障碍患者提供优质的医疗服务与照料管理技术,让我们共同关注老年人群的身心健康!

中华医学会精神医学分会常务委员、老年精神医学组组长
浙江省医学会精神病学分会主任委员　　于恩彦

浙江省医学会老年精神障碍分会主任委员
浙江省医学会精神医学分会、心身医学分会候任主任委员　　陈　炜

前　言

　　老年期认知障碍是老年期常见的一组临床综合征,临床表现形式多样,症状丰富,预后较差,特别是中晚期患者,由于社会功能丧失与日常生活自理能力受损,需要提供专业、全程的生活照料与护理,避免意外事件的发生,提高患者生活质量,保障生命的尊严。老年期认知障碍主要以痴呆综合征、遗忘综合征、谵妄综合征、轻度认知损害和躯体疾病伴发的神经认知障碍为临床特征,突出表现为记忆、智能、注意力、定向力、人格改变等神经精神活动异常损害。一部分患者表现为可逆性、波动性的临床转归,一部分患者表现为持续性、阶梯性的特点,疾病的特点给患者照料与护理带来了极大的挑战,需要引起高度重视。

　　随着人口老龄化问题日益突出,老年期认知障碍呈现高发病率、高致残率、高患病率、低就诊率、低治愈率的特点。有报道指出,65 岁以上人群,痴呆患病率在 5％左右;80 岁以上人群,痴呆患病率在 20％以上,然而老年期认知障碍的临床预后却不尽如人意,相当多的患者不能获得早发现、早诊断、早治疗;也难以获得专业、全程、有效的治疗,大部分患者错过了最佳治疗时机,致残率高,生活质量显著下降,易出现外走、骨折、噎食、感染、褥疮等意外事件,甚至引发突发的社会事件,如火灾、交通事故等。

　　我国老年期认知障碍患者已超过 1 000 万人,这个数字还在不断增长,但由于诸多原因,目前大多数照料者缺少专业的指导与培训。照料者群体也容易出现焦虑、抑郁、烦恼、沮丧等负面情绪,照料者群体的心理健康状况也需要引起高度的关注与重视。由于诸多原因,认知障碍人群的病史、就诊记录、认知功能检测结果等核心资料尚难以统一管理、科学整合,老年期认知障碍患者的心理健康档案建设关注度不高,没有进行资源整合,目前还不能形成档案数据库管理,需要进一步关注与优化心理健康档案库的建立,建立保障机制,确保正常运行。同时,我国也处于经济社会转型时期,本项工作也需要引起政府、社会以及广大民众的高度重视。

　　临终关怀与医学、法律伦理是探索老年期认知障碍照料与管理无法回避的话题,传统的"好死不如赖活着"的思想根深蒂固、现代生命观相对滞后、公民素质有待提高等多方面的原因,使得临终关怀在中国的发展遇上一系列伦理冲突。需要明确的是,许多公民已经意识到这个待解决的问题,也正在努力为生命的末期关怀找寻新的路径,终有一天,生的愉悦与死的坦然都将成为生命圆满的标志。

　　在现实世界中,照料者人群也广泛存在不同程度的焦虑、抑郁、烦恼、失眠等心理健康问题,本书专门设置了照料者心理调适等相关章节进行探讨,目的在于为广大照料者人群提供一些简单易行而又富有成效的评估方法、减压技术。

　　老年期认知障碍往往呈现慢性、长期的病程,诊疗护理、照料管理难度大,随着疾病的不断进展,患者生活质量与自理能力逐渐下降,相反对于照料者的要求却是与日俱增,照料的压力也是逐步提升,有时甚至因为照料不慎导致意外事件的发生。从现实角度来说,有些患者居住在社区,他们需要家属的照顾与陪伴,也可能是雇佣保姆在居家照料;有些患者居住在医养结合机构(护理院、养护院等),需要护理员、护工来统一照料管理;有些患者则居住在医院,他们大多数精神行为症状严重或躯体并发症明显,需要医务人员的医疗干预与护理康复。

另一方面,一部分患者处于疾病的早期阶段,仅仅影响部分社会功能,它们基本上保持个人生活自理的能力,也保存较好的言语沟通能力;一部分患者处于疾病中等严重程度,社会功能显著下降,但基本日常料理能力尚得以保存,他们往往伴发较为突出精神行为症状,管理与照料难度大,容易出现意外事件;一部分患者处于疾病的晚期阶段,日常生活能力几乎完全丧失,完全需要照料者的生活照料,尤其容易出现躯体方面的并发症,照料人员需要具备专业的能力与经验。

为了系统全面地阐述老年期认知障碍照料管理的重点、难点与痛点;提高广大基层医务工作者以及护理院(养护院、医养结合机构、老年公寓)工作人员对于老年认知障碍的疾病特点、不良事件防范的意识与措施、护理康复、照料管理等问题的关注与掌握,进而提高照护质量、改善患者的生活质量,我们从不同角度、不同生活环境、不同生活场景、不同疾病严重程度等维度展开了科学、客观、全面的阐述。推荐建立老年期认知障碍人群心理健康档案数据库,规范建立、动态维护,保障运行,充分利用互联网和大数据的功能,为各级政府制定公共卫生政策提供数据支撑。同时也希望民政、残联、公共卫生的工作人员,以及广大患者的家属也能够引起关注,促进疾病的健康教育,大家都能做到科学认知、理性认识,进而进一步推动本项工作扎实开展。

作者所在工作单位嘉兴市康慈医院为一所三级精神卫生专科医院,拥有老年科床位240余张,"老年脑疾病干预与康复创新学科"为嘉兴市医学重点创新学科;2018年,成功创建嘉兴市重点科技创新团队——老年期认知障碍临床干预与功能康复创新团队。目前拥有一支由精神科、神经科、康复医学科、内科、重症医学科、护理学科等专家组成的医疗、护理、康复队伍。对精神行为症状突出,伴有各种生活能力减退或丧失的患者提供医疗、护理、康复服务。注重药物治疗与康复治疗、心理治疗相结合;生理关怀与心理关怀相结合;医学护理与康复训练、规范照料相结合。近年来,我们牵头组建了嘉兴市老年期痴呆诊治联盟,面向专业医疗机构,致力于加强老年期精神障碍联络会诊,致力于认知障碍的学科与亚专科建设,致力于认知障碍的全病程诊疗与管理,满足人民群众的健康需求。

2019年,在桐乡市卫生健康局、桐乡市医学会、桐乡市民政局、桐乡市护理学会的支持与帮助下,我们牵头组建了桐乡市老年期痴呆照料者联盟,整合民政、科协、残联、卫生健康、医养结合机构、护理院、养护院等近30家机构,定期开展医疗、护理、照料、康复技术下基层、下社区,提供专业服务;定期开展业务培训,提高照料者(护理员、社工等)的从业能力。该学科同时致力于加强宣传,推动公共卫生与预防医学的发展,通过多种渠道,宣传科学防治知识,力争做到早发现、早诊断、早治疗,提升患者的生活质量与社会功能。

特别感谢中华医学会精神医学分会常务委员、浙江省肿瘤医院党委书记、浙江省医学会精神病学分会主任委员、博士生导师于恩彦教授;浙江大学医学院附属邵逸夫医院精神卫生科主任、浙江省医学会老年精神障碍分会主任委员、浙江省医学会精神医学分会、心身医学分会候任主任委员陈炜教授的大力支持,两位在全球老年精神医学治疗领域享有盛誉的学科大咖,在百忙之中,多次关心本书编撰的进度与质量,并亲自为本书作序。编委会全体专家深感欣慰,深受感动。感谢浙江省人民医院廖峥娈博士为本书认真细致的校对与审核。

编者

2020年10月于嘉兴

目　　录

第一章 老年期认知障碍的流行病学概况

一、关于人类大脑及老年期认知障碍的概述

人类大脑(brain)包括端脑和间脑,端脑包括左右大脑半球。人脑中的主要成分是血液(占 80%),大脑虽只占人体体重的 2%,但其耗氧量达全身耗氧量的 25%,血流量占心脏输出血量的 15%,一天内流经脑的血液约为 2 000 L。人类大脑的形状有些像豆腐,但不是方的,而是圆的,也不是白色的,而是淡粉色的。

大脑主要有五大方面的功能:感觉功能、控制运动功能、记忆功能、情感和情绪功能、认知功能。认知是指人脑接受外界信息,经过加工处理,转换成内在的心理活动,从而获取知识或应用知识的过程,包括记忆、语言、视空间、执行、计算和理解判断等方面。

认知障碍是指记忆、语言、视空间、执行、计算和理解判断等认知功能中的一项或多项受损,并影响个体的日常或社会能力,不同程度地影响患者的社会功能和生活质量,严重时甚至会导致患者死亡。中枢神经系统退行性疾病、脑血管疾病、营养代谢紊乱、感染、外伤、肿瘤等多种原因均可导致认知功能障碍,认知障碍按严重程度分为轻度认知障碍和痴呆两个阶段(图 1-1)。

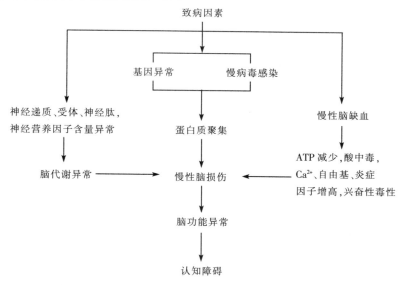

图 1-1 认知障碍的病因及发病机制

在认知障碍研究的不同发展阶段,曾经出现过几个概念,如健忘症(BSF)、年龄相关性记忆障碍(AAMI)、轻度认知减退(MCD)及非痴呆认知障碍等概念。这些概念间有的诊断泛化,有的含义重复,有的则缺乏操作性,未获得公认。轻度认知障碍(MCI)的提出,使疾病人群的针对性及研究的操作性得到增强,促进了关于记忆方面和老化的研究发展,对痴呆的早期诊断及治疗干预具有指导性的意义。MCI 目前被广泛接受,指患有轻度记忆功能或认知功能的损害但未发生痴呆的老年人,是属于介于年龄相关的认知功能减退和早期痴呆间的一种重要过渡状态。MCI 一般分为遗忘型(aMCI)和非遗忘型(naMCI)两类,遗忘型为仅患有记忆障碍,非遗忘型则为无记忆障碍,但有其他认知功能损害。伴随 MCI 患者的病情不断发展,aMCI 易发展为阿尔茨海默病(AD),naMCI 易发展成为其他类型的痴呆,如额颞叶痴呆、血管性痴呆或 Lewy 体痴呆等。

老年期认知障碍是老年期常见的一组临床综合征,表现多样,主要以痴呆综合征(神经认知障碍)、遗忘综合征、谵妄综合征、轻度认知损害和躯体疾病伴发的神经认知障碍为临床特征,突出表现为记忆、智能、注意力、定向力、人格改变等神经精神活动异常损害。一部分患者表现为可逆性、波动性的临床转归,一部分患者表现为持续性、阶梯性的特点,其临床转归的核心与病因关系密切。如谵妄的病因可能是躯体疾病或治疗的药物随着原发疾病的转归,可能获得较为理想的临床预后;若为神经元退行性病变,则预后较差,认知功能损害逐渐呈不可逆进展。

痴呆是一种获得性、渐进性的认知功能障碍综合征,临床特征包括记忆、思维、定向、理解、判断、推理、计算和抽象思维等多种认知功能减退,可伴有幻觉、行为紊乱、妄想和人格改变。痴呆晚期患者出现生活不能自理,需要专业照料,易出现肺炎、褥疮、噎食、跌倒、骨折等不良事件。

轻度认知损害与痴呆是我国卫生健康领域中的重大疾病,是老年期认知障碍的主要表现形式,不仅会严重影响患者自身的生活质量,还会给家庭和社会的发展带来沉重的负担,需要引起各级部门的足够重视。因此,痴呆患者的照料问题已成为诊疗中不可或缺的一部分。痴呆照料者主体包括痴呆患者的直接照料者、家属以及陪伴者,如监护人(配偶、子女)、居家服务人员、医生、护士、护理员、社区服务人员、社会工作者及志愿者,适宜的照料管理模式可以延缓痴呆患者病情进展、改善生活质量,避免意外事件的发生,从而延长生命并减轻照料者压力。目前,发达国家已建立了较为完善的痴呆患者照料模式,加速推进建立适合我国国情的痴呆照料管理模式是亟待解决的问题。痴呆照料管理模式主要有居家和机构照料两种。居家照料包括日间照料中心、钟点保姆照料服务、全天保姆照料服务、上门健康照护服务等类型;机构照料包括老人之家、痴呆照料机构、老人辅助生活机构、养护院、医养结合机构、公寓式养老机构、老年社区、护理院、痴呆单元(病房)等。我国大部分痴呆患者采用的是居家照料模式,照料者以家庭成员和近亲属为主。近年来,主动或被动选择机构养老的人群在逐年增加。

二、老年期认知障碍流行病学现状

(一)轻度认知障碍流行病学现状

一般认为,MCI 是认知功能处于正常与痴呆间的一种过渡状态,65 岁及 65 岁以上老年人群的患病率在 10%～20%,超过一半的 MCI 患者在 5 年内会进展为痴呆。MCI 发展为痴呆的比例较健康老年人高 10 倍。因此,MCI 的干预对延缓痴呆的发生、发展至关重要。作为正常老化和痴呆间的过渡状态,MCI 日益成为重要的研究热点与焦点。研究显示,每年有 10%～20% 的 MCI 患者发展为阿尔茨海默病(AD)患者,而在健康老人中 AD 的患病率每年只有 1%～3%,所以早期诊断对疾病的治疗能起到关键作用。

(二)痴呆的流行病学现状

全球 60 岁及 60 岁以上人口有 8.952 亿,老年痴呆患病率约为 5.20%,随着人口老龄化的发展,各种慢性躯体性疾病影响老年人生命健康,同时精神(心理)卫生问题也成为老年人生命健康的威胁之一。痴呆在老年人精神疾患中最为普遍和严重,老年痴呆发病率在老年人中仅次于癌症和心脑血管病,位居第三位。有研究显示,年龄每增加 5 岁,痴呆患病率就提高 1 倍。因此,随着我国老龄化进程的进展,痴呆患病率会愈发严重。

痴呆是以认知障碍为核心,伴有精神行为症状,导致社会功能和日常生活能力下降的一组疾病,按病因分为 AD、血管性痴呆、额颞叶痴呆、路易体痴呆和其他类型痴呆等,其中 AD 最为常见,占所有痴呆类型的 50%～60%。当前随着我国进入老龄化社会,痴呆的总患病人数、患病率正在逐年升高,对家庭和社会造成沉重的负担。国外学者通过对不同文献的总结得出,在世界范围内 65 岁及 65 岁以上的老年人的痴呆患病率在 2.3%～11.9%,国内不同地区的痴呆患病率在 2.7%～7.3%。2015 年全球罹患痴呆人数已达 4680 万,预计至 2050 年,痴呆患者人数将达 1.3 亿。据文献报道,我国阿尔茨海默病患者已突破 1 000 万人,这个群体还会进一步扩大。中国 60 岁及 60 岁以上老年人在 2015 年已达 14%,2050 年老年人群比例将高达 33%,未来 40 年 60 岁及 60 岁以上人群中将有 4.3% 的人患痴呆。2015 年中国痴呆患者人数已居世界第一位,给社会及家庭带来沉重的负担。

AD 是一种最常见的痴呆类型,具有高患病率、高致残率、低就诊率的特点,患病率随年龄的增加而增加。65 岁以上老年人群中,AD 的年患病率约为 1%,80 岁以上人群的患病率高达 20%,但 85 岁以上的患者患病率不再随年龄增高。目前认为 AD 的患病危险因素包括痴呆家族史、高血压、糖尿病、帕金森病家族史、Down 综合征家族史、脑外伤史、抑郁症史和低教育水平等;与 AD 相关的社会人口学危险因素主要有

3

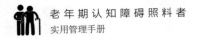
高龄、女性、丧偶、低教育和低经济水平。

(三)老年期谵妄流行病学现况

谵妄是指在意识清晰度水平下降的同时产生大量的幻觉和错觉，表现为明显的思维不连贯，紧张、恐惧的情绪反应和兴奋不安、冲动、杂乱无章的行为。从定义可以看出，谵妄患者同时具有觉醒程度的下降和意识内容的改变，还具有急性起病、病情发展迅速、昼轻夜重、病程短暂的特点。谵妄的流行病学研究开始于 19 世纪 40 年代左右，但在 DSM-Ⅲ 出版前，因为诊断标准、研究方法、患者选择等方面差异很大，导致研究结果大不相同。近些年，随着诊断标准的统一，流行病学研究结果的一致性较之前明显提高。一般认为，谵妄的患病率在 $11\% \sim 16\%$，发病率在 $4\% \sim 10\%$。社区老年患者的谵妄患病率在 $1\% \sim 2\%$，且患病率随着年龄的增长而增加；超过 85 岁的人群，谵妄患病率上升到 14%。综合医院住院老年患者的谵妄患病率在 $11\% \sim 42\%$，老年患者术后谵妄的发生率在 $15\% \sim 62\%$，ICU 老年患者谵妄的发生率在 $19\% \sim 82\%$。在护理院或康复病房，谵妄的发生率为 60%，而在疾病终末期，患者谵妄的发生率达 83%。

在普通内科或老年病区发展为谵妄的患者，其死亡风险增加 1.5 倍；被送入急诊科的谵妄患者，其就诊后 6 个月内的死亡风险增加 70%。发展为谵妄的手术患者超过 50% 会出现认知功能损害，该损害可在术后持续 1 年之久。谵妄患者在入院后直至急性期过后的这 6 个月内，其死亡风险增加 5 倍。老年痴呆患者若发生谵妄，则意味着认知功能损害的加重及更高的入院率和死亡率。

(四)老年期常见精神疾病共病现况

近年来，老年患者中谵妄、痴呆和抑郁常常合并存在，称为 2D 或 3D 重叠。约 2/3 的谵妄发生于痴呆患者，轻度认知障碍或痴呆患者谵妄的发生率在 $33\% \sim 86\%$。痴呆叠加谵妄（DSD）的发生率在社区老年人中占 $13\% \sim 19\%$，在住院老年患者中占 $40\% \sim 89\%$。痴呆是老年患者发生谵妄的危险因素，而谵妄的发生则加速了痴呆患者的认知功能恶化及失能。抑郁合并谵妄是另一种重叠类型。一项前瞻性队列研究了 459 例入院时无谵妄的住院老年患者，5% 的患者在住院期间出现抑郁叠加谵妄，与没有谵妄或抑郁的患者相比，两者叠加的患者在 1 年后再次入住养老院及死亡的风险增加 5 倍，1 个月后日常生活能力下降风险增加 3 倍；叠加患者以上不良事件的发生率亦明显高于只有一种疾病的患者。痴呆、抑郁、谵妄 3D 并存的研究较少。据文献报道，经过评估患者术前认知水平、抑郁症状及住院期间发生谵妄的情况，30% 的患者存在 2D 重叠，7% 的患者 3D 共存。据我国学者报道，在 156 例确诊痴呆的老年患者及 330 例确诊抑郁的老年患者中，发现 2D 及 3D 叠加占同期老年痴呆患者的 10%，占同期老年抑郁患者的 3%。

三、老年期认知障碍照料现状与探索

中国内地目前还没有形成健全的针对老年期认知障碍的社会支撑体系,但是在社会支持上进行了各种尝试,特别是一些经济较为发达的区域,已在尝试多种形式的照护体系,发动政府、社会组织、残联、民政、科协和医疗机构广泛参与,而且政府鼓励一些协会或机构,通过知识普及、经验交流等一系列活动,让照料者有更多的学习和交流的机会。我国成立的一些组织,如中国老年保健协会阿尔茨海默病分会(ADC)、国家AD 协会中国委员会、北京 AD 防治协会,其目的就是要更为直接地对患者和家属进行援助,同时不断发展和提高我国疾病研究和康复水平。在香港特别行政区,AD 照料者的工作分为多个方面,如社区照顾、公众教育、健康政策。政府资助的老年日间护理中心可以为患者提供日间暂托服务,使照料者得到暂时舒缓。照料者可以把患者送到老年日间护理中心,由其来进行白天的托管。非政府组织提供相关教育课程,希望培养公众关爱老年人的美德,并且通过服务热线、教育课程等形式增强大众对 AD 的认识,体会照料者的负担。在一些发达国家,AD 带来的影响已经深受重视。把 AD加入到医疗卫生服务(公共卫生)的重要课题,需要政府在制定卫生政策时着重考虑。

随着我国老龄化进程的飞速发展,我国正在快速进入人口老龄化阶段,建立完备的老年期认知障碍照料体系刻不容缓,保证照料者的身心健康也是体系正常运作的前提。面对现状,需要政府、社会各界、行业协会(学会)和各种形式的专业学术组织联合,科学、有序、系统、持续地组织专业人员为照料者及患者开展形式多样的健康宣教、技能培训、心理疏导,提升老年期认知障碍人群及其照料者的心理健康与幸福指数。

以浙江省桐乡市为例,目前已于 2019 年 6 月率先建立了桐乡市老年期痴呆照料联盟,由专业的医疗机构发起,由民政系统和卫生部门联合牵头,嘉兴市康慈医院具体落实,承担技术指导,广泛吸收了 23 家医养机构、社会养老机构以及 12 家社区卫生服务中心(站)参与,定期开展健康宣教、照料技术推广、预防保健、技能培训、心理疏导等活动。

(林　勇)

第二章 老年期认知障碍患者照料现状

目前,老年期认知障碍是一个世界性的难题,全世界老年期认知障碍的消耗费用占全球 GDP 的 1.19%,给国家和人民带来了沉重的经济负担。根据 2015 年的中国老年期认知障碍经济负担调查显示,我国老年期认知障碍相关花费占 GDP 的1.47%,高于世界平均水平。在现有的科学技术下,尚没有能治疗老年期认知障碍的有效手段,而照料问题就成为老年期认知障碍诊疗中最重要的一环。实际上大部分的负担均体现在日常生活的照料和并发症的处理上,单纯药物治疗在老年期认知障碍治疗的经济支出占比并不高。科学的照料管理模式可以延缓老年期认知障碍患者病情的进展,改善生活质量,从而延长生命并减轻照料者压力,最终减轻经济负担。

一、世界上不同国家在认知障碍患者照料上的现状简介

目前从整体上看,欧、美、日等发达国家在老年期认知障碍照料上的投入、经验、效果上要好于发展中国家。发达国家的实践已经证明,政府、非营利组织及商业补充的共同推动,极大地改善了老年期认知障碍患者和家庭的生活品质,提升了公共卫生水平。比如美国在 20 世纪 80 年代就将老年期认知障碍列入国家公共卫生重点研究计划,在国家的支持下,和老年期认知障碍照料有关的疾病研究、健康教育、技能培训和社会援助体系都得以快速的发展。还有针对已确诊老年期认知障碍患者的社区服务中心、居家照料服务、喘息照料服务、日间照料中心、照料者支持项目、长期照料机构、老年期认知障碍患者和照料者津贴等福利政策。英国的国家认知障碍防治策略强调服务能力提高和服务的监测评估。日本从国家层面将认知障碍患者的管理纳入法制化轨道,明确政府、慈善组织、个人的权利与责任。意大利全国构建认知障碍服务网络,积极整合社会资源为认知障碍患者服务。澳大利亚的认知障碍照料服务非常具有整体性和连续性,条理清楚,操作性强,如其医疗机构照料服务分为急性医院、亚急性医院、临终关怀医院和护理院;居家照料包括家庭和社区照护、老年居家延伸服务和社会照护服务。针对不同情况有不同的服务模式,灵活多样,服务内容广泛,特别是其包含老年精神障碍照护服务,由社工、精神科生、护士、心理医师、联络员等组成的综合评估和干预团队对认知障碍患者进行评估,确定是否需要进一步处理或转诊。这种服务对认知障碍患者的帮助非常大。

21 世纪以后,逐渐有更多的发达国家将老年期认知障碍防治列入国家公共健康优先项目,并启动相应的行动计划。同时也有很多非营利组织加入到老年期认知障碍的照料中来,为改善患者和家庭成员的生活质量做出巨大贡献。

二、我国认知障碍患者照料的现状

老年期认知障碍照料形式在各个国家因为经济状况和文化背景不同有较大区别，但主要是居家照料和机构照料两种，还有就是新兴的远程居家照料模式。以下就我国目前的照料模式现状和优劣点进行详述。目前我国对老年期认知障碍患者的照料以家庭照料为主，机构照料和远程照料为辅。

（一）居家照料现状

1. 照料质量　我国的照料者来源主要是近亲属，包括配偶、子女、兄弟姐妹、保姆、其他亲属、护工等。照料者年龄基本在 50 岁以上，文化程度偏低，初中学历及以下居多，日均照料时间在 10 小时以上。家庭照料的质量参差不齐，不够理想。造成此现象的原因主要是照料者的观念问题，大部分照料者对认知障碍认识不足，有的认为这不是病，是正常衰老的情况；有的对此疾病有病耻感，羞于承认，拒绝进一步治疗。此外，体现认知障碍的照料内容缺失，目前仅包括基本的生活照料，缺少精神支持、康复照料、并发症处理的环节。大部分照料者缺乏护理知识，尤其是在患者沟通、锻炼自理能力方面，同时大部分的照料者对新的照料技能求知欲不足。

2. 照料者困境　虽然家庭照料模式是目前的主流模式，但作为照料者将承受沉重的负担，包括生理负担、心理负担、社交负担和经济负担等。老年期认知障碍又被称为"家庭疾病"，一个人生病将影响到整个家庭。以阿尔茨海默病为例，患者平均生存期在 5～10 年，渐进失能直至死亡，这意味着患者需要长期的照料。由于逐渐丧失认知和生活能力并伴随多种精神症状，患者所需要的照料时间、强度和复杂程度远远高于正常老人，而照料者缺乏有效的社会支持和保障，使老年期认知障碍患者的家庭照料问题成为家庭成员极其沉重的经济和精神负担。有研究表明，家庭照料者的心理疾病发生率在 40% 以上，且容易并发慢性病以及烟酒依赖。照料者是老年期认知障碍康复与治疗中不可忽视的重要因素。在照料者面临生理、心理、社会等多重压力的背景下，我们应及时关注照料者的心理和生理状态，通过心理辅导机构、志愿者机构、国家和政府等多方面对照料者进行支持和关注，从而使被照料者得到更好的服务。

（二）机构照料现状

1. 机构接收被照料者情况　因为国家对人口老龄化的重视，目前全国各地的公立和私立养老机构都蓬勃发展，但仅有部分公立机构愿意接收认知障碍患者。绝大部分私立机构不愿接收认知障碍患者，缘于很多养老机构的传统思想和其他正常老人的抵触。接纳认知障碍患者的主要机构通常有以下几类：老年公寓（养老院）、养护院、老年医院（医院老年科）、精神专科医院。老年公寓（养老院）适合轻度老年期认知障碍患者和 MCI 患者，这类机构只能提供基本的生活服务和局限性的社交活动，日本和中国台湾地区小型的家庭公寓开展得比较好。在我国,老年公寓(养老院)的老年期认知障碍患者还是很少的,缘于机构本身对收治老年期认知障碍患者意愿不足,患者家属也对机构有较高的医疗要求,因而老年公寓(养老院)在我国机构照料中不占主要位置。养护院是一类具有医疗条件的养老机构,通常具有标准的治疗床位,也有舒适的环境和专业的护理人员。在欧美、日本等国家及我国港澳地区,有些养护院中设有专门的老年期认知障碍病房。老年医院及综合性医院中的老年科主要针对的是有并发症的老年期认知障碍患者,如神经系统严重受损,行动受限,伴吞咽困难、压疮、肺部感染的患者以及需要临终关怀的患者。在我国,精神专科医院中的老年精神科收治了绝大多数的伴有精神行为症状的患者。我国的国情决定了家庭和社区都无法承担精神行为症状带来的管理压力,大多数严重的老年期认知障碍患者都在精神专科医院接受治疗,专科医疗机构在照料伴有精神行为症状(如谵妄、幻觉、兴奋、冲动等)的患者中积累了丰富的经验。

2. 照料水平 照料认知障碍患者需要更多的专业知识,付出更多的精力,一般来说,养老机构不具备专业的护理人员,缺乏专业的康复设施。从硬件上来说,大部分机构未针对认知障碍患者进行特殊的场地设计,缺乏电子呼叫、防滑、防走失报警等。照料者的素养偏低,专业技能不足。医疗卫生系统的照料水平是最高的,具备专业的处理并发症的能力以及专业的防范措施,但医院环境对部分认知障碍患者来说不够舒适和方便,费用昂贵,个人和国家都面临沉重的经济负担。我国医疗资源严重不足,目前能够为老年期认知障碍患者提供诊断和治疗的医疗资源集中在部分三级医院,富有经验、能够进行老年期认知障碍早期鉴别诊断的临床医师严重不足。承担社区卫生服务工作的基层医疗机构更是缺乏对老年期认知障碍进行早期筛查的基本能力。老年期认知障碍的早期识别和精神行为症状的鉴别能力都和现有的老龄化形势不对称,导致无法为认知障碍患者提供合理的照料,比如对患者一些早期的性格改变并未重视,反而受到治疗者的疏忽,导致错过最关键的干预时期。还有一些专业的治疗缺失,导致譬如跌倒、噎食、走失等不良事件频发。此外,诊断的延误导致病情的发展加快,一些并发症会提前到来,增加了照料的难度。

3. 护理资源现状 针对认知障碍患者的专业护理人员存在巨大缺口。我国本身就存在医护人员不足的情况,在认知障碍护理方面更是因为环境和待遇的问题导致此情况更加突出。中国现有的养老机构多数不具备针对老年期认知障碍患者的专项护理能力。根据民政部公布的信息,目前中国缺少 1 000 万养老护理人员,更不用说是老年期认知障碍的专业护理人才了。

三、远程居家照料的现状

近年来,随着电子通信技术的飞快发展,电子信息设备已进入寻常百姓家。世界上许多国家已将电子信息化技术运用于认知功能障碍患者的监护照料中,效果不错,前景广阔。远程照料模式具有突破空间限制、节约人力成本、数据精细准确的特点。我国的电子商务在世界上处于领先地位,这是我国开展远程居家照料的优势之一。2013 年,《国务院关于加快发展养老服务业的若干意见》中提出"积极推进医疗卫生与养老服务相结合,加快推进面向养老机构的远程服务试点"的要求,并在国内部分城市开展远程服务试点。

1. 远程居家照料 远程居家照料是将被照料者、信息系统、医疗机构密切地联系在一起,充分利用互联网技术为被照料者提供服务。其本质是一个整合的远程医疗健康服务平台,连接着医疗机构、服务机构和被照料人家庭。终端层设备主要包括传感器、监测仪器、智能手机和平板电脑等。具体来说,能通过视频技术实现多方面的及时沟通,照料人员能随时看到自己的照料对象。一些穿戴设备能及时收集被照料对象的生命体征,如血压、心率、体温、血氧饱和度等,并及时传输到互联网上,供照料者参考。一旦出现异常,家属及照料者均能第一时间知道,并联系医疗机构进一步处理。另一方面,穿戴设备的定位功能将极大地减少认知障碍患者走失的概率,一旦其超出了预定范围,机器会及时提醒照料者并精确定位。同时,如被照料者出现跌倒、过度睡眠等意外情况,系统同样能发出警示。此外,系统可以分析被照料者的生活环境、日常活动和行为模式,一旦发现活动模式有异常,系统可以提示被照料者的异常和危险情况,为专业人员判断被照料者的目前状况提供精准的数据。系统除了被动观察被照料者的具体情况之外,还能主动地发出提醒和干预,如定时提醒被照料者服药时间,活动范围超出安全范围时提出预警,还能进行一些日常的人机对话,以保持必要的认知功能训练,同时推送一些健康信息、文字、图像、音频等。

2. 远程照料系统的优势 相对于传统的居家照料模式和医院照料模式,本照料系统能减少照料人员的工作时间,减少相关的经费付出,减轻家庭负担。另一方面,本系统完善的生命体征监测和数据分析能明显降低被照料人去医院就诊的概率,降低住院次数,减少国家在慢性病患者上的医疗资源消耗,意义重大。同时,完善的监护设备也能减少跌倒、走失等不良事件的发生概率,同样能减少患者再就医的次数。从细节上来讲,远程照料系统对被照料者的全面监测和数据分析,使得照料者能更全面了解患者的情况,制定的照料方案更有针对性,干预措施更加个体化。

3. 远程居家照料的效果 目前有研究对远程居家照料的效果进行了一些客观评价,证实优势明显,具体指标体现在被照料人自身生活能力的改善、经济上的获益、照料人的获益、流程上的改善等方面。如家庭参与疾病的自我管理能力增强,被照料者向高成本医疗机构转移的机会减少,家庭经济负担减少。研究显示,远程居家照料有效降低了照料者的抑郁和不良情绪的发生概率,而且信息的传播不受地域和空间的影响,使得偏远地区的人也能从中获益。

4. 远程居家照料存在的问题 远程居家照料优势明显,但在实际应用中还存在以下问题:数据监测的准确性需要核实,因监测设备的佩戴问题和传输问题,数据可能存在失真的情况;数据的保存和阅读权限以及隐私保护问题;成本效益的均衡问题,此系统成本较大,需要有足够的业务量来支撑运行;观念的转变,我国的传统文化重视孝道,讲究家庭文化,先进理念的推广需要一定时间。目前尚缺乏规范化的管理和评价系统,具体操作起来,一致性不够。

四、我国老年期认知障碍患者医护保障法律制度现状

我国幅员辽阔,人口基数大,虽然经济总量增长显著,但人均 GDP 水平很低,是中等收入国家,而且农业人口偏多,区域发展不平衡,许多家庭不能承担老年认知障碍患者的昂贵花费。而国内有关老年认知障碍的治疗药物有部分没有进入医保范围,或医保中对患者的症状和病情有较严格的限制,一些护理费用也明显偏低,不能体现认知障碍护理的难度。针对老年期认知障碍患者的法律保障欠缺,特别是医疗护理保障方面和现实情况有较大的差距。一项国内研究显示,2015 年我国阿尔茨海默病患者的人均年花费约为 13.5 万元人民币,社会经济负担总额达到 11.5 万亿人民币;预计到 2030 年,这个数字将达到 17.5 万亿人民币。如此巨额的负担如果不通过顶层立法设计,很难有完善的处理方案。目前存在的相关法律立法层次不高,《中华人民共和国社会保险法》是我国仅有的一部专门的医疗保障法律,但是它并没有针对老年认知障碍患者的相关规定。地方性法规立法层次较低,执行起来不严格、统一性不强、获益面不广。因此,适时对老年认知障碍患者相关医护保障的法律问题进行研究,修正和改善目前的法律体系,对提高认知障碍患者的生活水平、减轻社会和个人负担有积极意义。

在我国现行法律中,对认知障碍患者提供的是普惠型的保障制度,并没有因为认知障碍的特殊性而有所区别,通常司法上将认知障碍看作是精神疾病的一种,从而参照相关法律规定,如《中华人民共和国民法通则》第十七条、第十九条关于精神病患者监护的规定扩展。2014 年 5 月 1 日颁布的《中华人民共和国精神卫生法》主要对精神疾病患者的人身自由权等基本权利予以了明确保护,对治疗手段进行了必要限制,对认知障碍患者的权益保护是很有利的,但体现精神疾病重要性和特殊性的专门医疗护理保障制度仍然缺失。2011 年颁布的《中华人民共和国社会保险法》是我国首部社会保险制度的综合性法律。其中,第二十五条规定:"享受最低生活保障的人、丧失劳动能力的残疾人、低收入家庭六十周岁以上的老年人和未成年人等所需个人缴费部分,由政府给予补贴。"此规定明确了低收入家庭和患者能享受相应的补贴,但非低收入家庭的老年认知障碍患者未能参照此法律。最新修订的《中华人民共和国老年人权益保障法》第三十条规定:"国家逐步开展长期护理保障工作,保障老年人的护理需求。对生活长期不能自理、经济困难的老年人,地方各级人民政府应当根据其失能程度等情况给予护理补贴。"此法律条款对老年护理做了原则性规定,提供了法律依据,能够使大多数的老年期认知障碍患者获益。人力资源和社会保障部于 2016 年发布了《关于开展长期护理保险制度试点的指导意见》,此意见为部分老年期认知障碍患者解决了

长期护理的问题,但认知障碍患者的长期照料需求量巨大,远超其他慢性病的照料需求。我国现有的保障不足以完全满足现状。另外,全国各地因经济不平衡,政策执行也存在较大区别。除了明确的法律规定之外,国家在其他层面上的倾斜措施,如国家民政部门及残联对重型精神疾病患者门诊配药费用减免、低保住院患者住院费用减免、降低或减免起付线、提高报销比例等方法能够减轻精神疾病患者的经济负担。但以上优惠政策均不涉及认知障碍患者,或仅针对有明显精神症状的认知障碍患者,导致认知障碍患者实际上享受不到一些政策优惠。

现有的形势要求加强对老年认知障碍患者的医疗保障法律制度研究,增加财政投入,构建与老年认知障碍疾病特点相适应的多层次医疗护理保障体系。

五、改善现状的一些建议

1. 建议政府发挥主导作用　建立全面的认知障碍及其照料者支持项目,为认知障碍患者及照料者提供多方面的系统支持,如将认知障碍纳入公共卫生服务管理,作为养老服务中重要的一环,可以考虑将认知障碍纳入慢病管理,扩大病种的医保支付范围。另外,加大健康宣传力度,普及认知障碍知识,鼓励早诊断、早干预。

2. 充分利用社区力量　社区是接触认知障碍患者的一线力量,是整体照料认知障碍患者模式中重要的一环。通过社区为患者提供最熟悉、最方便的照料环境和人文环境是其最大的优势。应该积极动员社区力量,政府积极扶持,给予社区人员专业的培训,让他们更好地融入社区照料网络中来。

3. 更好地发挥医疗机构的专长　对认知障碍患者的医保政策有所倾斜。目前医保整体上对慢性病是以鼓励预防为主,治疗在时间上和项目上均有所限制。如近几年的 Drgs 付费对认知障碍患者来说就有所限制。本来,全国老年病床位就不足,能够收治认知障碍的就更少。在这种情况下,我们呼吁对认知障碍患者在具体政策上应该做出针对性的改变。另一方面,医疗机构服务模式也要有所调整,要将工作从后期的并发症处理上前移到早期的干预、服务上,争取早发现、早诊断、早治疗来延缓病情的发展,减少并发症。同时对其他照料人员进行培训、指导、心理服务,让社会力量来减轻医疗机构的负担。

4. 加强人才培养,提升服务质量　专业人才是照料服务的关键因素,我国应该加强相关人才的培养,特别是与认知障碍相关的医疗护理人才的培养,设立相应的培训项目和考核标准,倾向于康复、营养、心理、社工的方向。严格认定资质规范,提升行业报酬,推动行业规范化发展。

5. 整合各方资源,提高服务效率　医养结合是我国面对老龄化问题的应对大方向,同时也是适合认知障碍患者照料的方向。但医养结合还存在许多合作的鸿沟,如养老机构、医疗机构、卫计部门、残联、医保部门协作不通畅,存在部分工作没人管、部分工作交叉覆盖的情况,因此整合、公平、有效地使用各项资源显得尤为重要。

(汤晨东)

第三章 老年期认知障碍的居家照料与管理

第一节 老年期认知障碍的日间照料与管理

李克强总理在 2019 年政府工作报告中提到:我国 60 岁以上人口已达 2.5 亿。中国已经是世界上老年人口最多的国家,未来将是人口老龄化速度最快、老龄化程度非常严重的国家之一。同时,我国的认知障碍患者已超过 1000 万人,位列世界第一,是全球增长最快的国家或地区之一。据世界卫生组织统计,每 3 秒钟世界上就会有 1 位老年人面临"失忆"的困扰。

老年期认知障碍患者的照料者主体包括患者的直接照料者及陪伴者,如配偶、子女、居家服务人员、医师、护士、养老护理员、社区服务人员和社会工作者,适宜的照料管理模式可以延缓患者病情进展、改善生活质量,从而延长患者的生命并减轻照料者压力。目前,加速推进适合我国国情的老年期认知障碍照料管理模式是主要目标。

日间照料提供以患者为中心的个性化生活照料,最大限度地利用患者的残留功能,允许其有自主行为,促进和维持独立能力,鼓励患者做有意义的活动,保持健康平衡的饮食和规律的运动。

一、老年期认知障碍患者日常生活能力评估

对认知障碍患者日常生活能力的评估包括视力、听力、口腔卫生、体能、营养、功能、家庭环境等,可以通过和患者/照料者的交流及体格检查来评估。日常能力包括两个方面:基本日常能力(BADL)和工具性日常生活能力(IADL),前者指独立生活所必需的基本功能,如穿衣、吃饭、如厕等,后者包括复杂的日常或社会活动能力,如出访、工作、家务能力等,需要更多认知功能的参与。

二、老年期认知障碍分级照料

1. 认知功能轻度受损阶段 此阶段患者的日常生活能力部分受损,需要帮助维持和改善工具性日常生活能力,如处理财务、乘车、做家务、使用家电等。照料者不应给予过度的照顾,可督促患者自己料理生活。生活规律,注意饮食的营养和清洁卫生,适度运动,参与社会活动,心情愉悦,使之尽可能长时间、较大程度地维持独立生活的能力。

2. 认知功能中度受损阶段 此阶段患者的认知功能逐渐减退,日常生活能力降

低,需要照料者帮助患者应对生活中的各种障碍。建议在照料者的协助下进行简单、有规律的生活自理,培养患者的自信心和安全感,陪同患者完成力所能及的任务,体会参与的乐趣。

3. 认知功能重度受损阶段 此阶段患者基本丧失了生活自理能力,需要重点关注其口腔卫生、营养状况、排泄,避免吸入性肺炎、压疮、深静脉血栓等并发症。

三、老年期认知障碍日常生活照料措施

(一)基本日常生活能力

1. 进食和饮食 对于任何阶段的认知障碍患者,照料者都应该提供愉悦的就餐环境和合理膳食,并根据患者的饮食喜好提供色香味俱全的饮食;不建议对没有营养素缺乏的患者刻意补充营养素来改善认知功能。尽量鼓励经口进食,避免饮食限制。当疾病进展或应激时,患者经口能量摄入低于预期的 50% 且超过 10 天时建议管饲,可给予肠内营养制剂、留置鼻胃管或胃造瘘术。如果管饲有禁忌或不能耐受,可以在短期内选择肠外营养。注意对吞咽困难者、鼻饲者应防误吸和窒息。

2. 穿脱衣 简化对衣物的选择,鼓励患者自己穿脱衣;对穿脱衣有困难者,予以协助,在此过程中注意解释,并保护隐私。

3. 梳洗能力 鼓励并指导患者完成梳头、刷牙、剃须、剪指甲等清洁过程,帮助无法进行口腔护理的患者护理口腔,保持卫生,定期检查患者的牙齿及义齿。

4. 外出活动和运动 以长期有规律的有氧运动和抗阻力训练为基础,运动的形式可以根据患者既往的爱好进行个体化制定,散步、慢跑、健身操、舞蹈、太极拳、渐进抗阻练习等都是适合的运动方式;在运动中应注意量力而行,循序渐进,防止运动损伤;当晚期患者运动困难时,尽量每天帮助其活动肌肉和关节,以免出现关节变形、肌肉萎缩等并发症。

5. 洗澡和皮肤清洁 营造舒适的洗浴环境,尊重患者的习惯,定期洗澡或搓澡。注意简化洗澡过程,使用无香味、含脂成分较多的肥皂,正确使用护肤液湿润皮肤,避免因干燥导致瘙痒;注意有无皮肤损伤。对于拒绝洗澡的患者,应寻找原因,如怕水、担心衣物丢失、缺乏隐私感等,给予相应的处理。

6. 如厕和失禁 对轻中度患者鼓励独立如厕;给有困难的患者提供帮助,如增加标识、改造厕所等。出现二便失禁时,应首先寻找原因并治疗,对原因不明者可采用定时如厕、改变生活方式、盆底肌肉训练和生物反馈治疗等方式治疗;必要时使用纸尿裤或防水床垫,定期更换和清洁患者的床上用品。

(二)工具性日常生活能力

1. 购物 鼓励采用购物清单的方式购物;帮助患者找到购物点,自主选择合适的

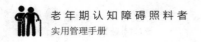
商品,协助其付款。

2. 驾驶和乘车　认知功能基本正常时,需要照料者陪同驾驶;如果临床痴呆量表评分大于1,则建议停止驾驶。患者乘坐公共交通工具外出时,照料者应陪同并帮助找到站台和交通路线。

3. 食物烹调　了解患者的烹饪习惯,引导患者准备烹调的原材料,按照食谱依次完成烹饪步骤,必要时给予提醒和帮助,确保烹饪过程的安全。

4. 家务维持　鼓励并协助患者力所能及地参与家务活动,如洗碗、洗衣、铺床、叠被、扫地等。

5. 使用电话　了解患者既往使用电话的能力;提醒其查找电话簿,鼓励和引导其独立拨打和接听电话。

6. 服药管理　督促患者按时服药,观察不良反应,避免过量用药或误服药物;当患者拒绝服药时,查找原因,必要时咨询医生。

7. 财务处理　了解患者财务处理能力,提醒或帮助患者处理日常的账单,如水电气费、电话费等;协助监护人帮助患者料理财务问题。

四、精神行为的照料与管理

痴呆的精神行为症状(BPSD)指痴呆患者除了记忆等认知功能损害之外,常常会出现感知觉、情感及思维行为的异常或紊乱,包括幻觉、错觉、妄想、焦虑、抑郁、淡漠、易激惹、冲动行为和脱抑制行为等。BPSD 不仅给患者本人带来痛苦,也加重了照料者的负担。

(一)BPSD 照料的原则

1. 专业照料与家庭照料相结合。

2. 了解患者的个性、爱好、尚存的能力、过去的经历等信息,在此基础上找到以患者为中心的适宜照料方法。

3. 定期评估效果,持续改进,精神行为症状的照料要贯穿疾病的全病程。

4. 非药物的照料干预是 BPSD 的首选方案,药物治疗也应合并非药物干预;干预的方法是逐步连贯地进行,并且在干预前后进行评估,不断改进照料方式。

5. 保护患者的安全,隔离危险品。

(二)BPSD 的识别与评估

BPSD 症状的正确识别与评估是缓解其症状的前提,要详细记录症状出现的诱发因素、表现形式、持续时间、频率、强度和其对患者及照料者的影响,可以采用神经精神问卷、老年抑郁量表等工具评估。

（三）BPSD 的干预措施

1. 妄想 常来源于患者的不安全感，被窃妄想、被害妄想是常见症状。照料者可通过言语和行为的方式给予患者支持，如给其"银行存折"或"失窃的钱财"等；也可以通过音乐、艺术和认知疗法等非药物手段干预。

2. 幻觉 细致的观察和记录有助于发现幻觉的发生规律，温和地对待患者、转移其注意力、减少敌对和不信任感均有助于缓解症状。给有视听觉障碍者佩戴眼镜或助听器；保管好刀、剪、绳等危险物品，远离煤气，关闭门窗，防范意外发生。

3. 激越或攻击行为 首先查找引起激越或攻击行为的躯体原因和诱发患者不愉快的环境因素，以疏导、解释或转移注意力等方式使之安静下来。在不限制行动的同时，做好安全防护工作；丰富的游戏活动、音乐疗法、触摸疗法、芳香疗法和光照疗法等均能减轻激越症状，减少攻击行为。当患者可能对自己或他人造成伤害时，可使用躯体约束或寻求精神专科帮助。约束后的 1 小时内，应每 15 分钟测量 1 次血压、脉搏、呼吸等生命体征；随后的 4 小时内，应每半小时测量 1 次。躯体约束应尽早解除。

4. 抑郁/心境恶劣 营造安全、平静的环境，接受足够的自然阳光及音乐和语言交流可有效预防和治疗抑郁情绪。对于重度患者，要严防其自杀、自伤行为，及时就诊于专业机构。

5. 焦虑 对轻中度患者可以通过团体怀旧疗法、触摸疗法以及游戏疗法为其提供增加社会交往、增强愉悦感的机会，丰富其日常生活，从而减轻焦虑不安感。

6. 情绪高涨/欢快 常表现为异常的高兴、满足感、话语增多，面部表情给人以幼稚、不协调的印象。照料者要尊重患者，在不影响患者和周围人安全的前提下，耐心倾听，适度安慰和劝说，不要强行制止；适时调整环境，转移患者的注意力，避免刺激性的语言和行为；增加患者活动，根据患者的兴趣爱好安排其听音乐、看电视、下象棋、读报纸等活动，以保持患者良好的状态。

7. 情感淡漠/漠不关心 情感淡漠/漠不关心是痴呆患者的常见症状，照料者需要加强对其生活方面的关照。

8. 脱抑制 脱抑制是指个人行为的内部约束机制被解除的状态。患者有不假思考地冲动行事、讲粗话、语出伤人和性欲亢进等表现。照料者应本着不争辩、不纠正、不正面冲突的原则，防止患者出现暴力冲动行为，可转移患者注意力，用积极的活动锻炼减少其症状的发生，严重的脱抑制行为需要及时就诊。

9. 易激惹/情绪不稳定 患者常表现为敏感、易怒、容易激动、与人争吵等。照料者应查找原因，观察其发生的规律和特征，避免诱发患者情绪波动的刺激；可以通过舒缓性音乐疗法、体育活动或日光浴等非药物治疗手段缓解或平复患者的情绪波动。

10. 异常运动行为 对重复刻板语言和行为的患者，可采用安慰、忽略、转移注意力等应对方法。对有出走倾向的患者，可设置防走失的环境、安排丰富多彩的日间活动,以减少走失发生。

11."日落综合征" 又称"黄昏综合征"或"日落现象",是指老年痴呆患者在黄昏时分出现一系列的情绪和认知功能的改变,如情绪紊乱、焦虑、亢奋和方向感消失等,持续时间为几个小时或整个晚上。发病时,他们甚至记不清自己是谁,在什么地方,正在干什么。若能及时联系亲朋好友,或通过耐心疏导、启发,可逐渐恢复正常意识。过度疲劳、情绪激动等常是发病诱因。它是由于大脑急性供血不足而导致的急性意识障碍,往往潜伏着很大的危险,常常是某些严重疾病(如心脏病、中风或老年肺炎等)的先兆。遇到这种情况,家属和医生绝对不可以掉以轻心,不要认为只是老人一时糊涂或行为古怪而已。

12. 中重度 BPSD 改善认知功能的药物是痴呆的基础治疗 目前,常用的药物主要有胆碱酯酶抑制剂和 N-甲基-D-天冬氨酸(NMDA)体拮抗剂,其中,美金刚在改善患者妄想、激越、攻击、严重的刻板行为等方面疗效显著;出现 BPSD,首选非药物治疗,在非药物干预效果不佳时,建议采用药物治疗与非药物干预相结合的方式;必要时可酌情短期使用抗精神病药、抗抑郁药和苯二氮䓬类药物。

五、老年期认知障碍的日间照料与管理内容

(一)居住环境设置

1. 居住环境设置的原则 随着认知功能的减退,患者对环境的定向力和适应能力越来越差,不但容易发生跌倒和走失,而且对环境不熟悉、环境中刺激不当等都会给认知障碍患者带来不安全感,并可能诱发激越行为。因此,应为认知障碍患者设置友好化的居住环境,设置应遵循以下原则:

(1)确保环境的安全性。①预防跌倒:家具尽量简洁,减少杂物和尖锐的转角;地面使用防滑材料,地上有水时及时擦干;活动区域避免台阶,避免铺小块地毯,防止被绊倒。建议在马桶旁和洗浴设备旁安装扶手,在卧室、过道和卫生间安装感应式夜灯。②预防走失:选择患者不易打开的门锁;利用布帘、画面等隐藏出口;应用现代电子产品,如门窗感应装置、远程报警系统、电子定位装置等;向邻居及社区相关人员通报病情,以获取及时帮助;照料机构采用环形或回形的建筑设计。③管理好危险物品:将有毒、有害、锐利或易碎的物品锁好,如药物、刀具、剪刀、玻璃器皿、清洁剂、过期食物、筷子、牙刷等;安装煤气、电源安全和报警装置,建议平时将煤气或天然气的阀门关闭,收好厨房中的调味品,避免患者误食;关闭小家电的电源,如烤箱、微波炉、电热水壶,调低热水器的加热最高温度;对于晚期患者,注意移除房间内的镜子。

(2)保持环境稳定、熟悉。认知障碍患者尽可能生活在自己熟悉的环境中,避免突然变换住所(如搬家、在子女家轮住、入住机构)及居室的布局和物品。必须变换住所时,尽量在居室内保留患者熟悉或喜欢的物品,如小件家具、老照片、图画、纪念品,帮

助患者辨识周围环境。对于收治认知障碍患者的机构,应营造小单元、居家式的环境氛围,如让患者有自己的房间,提供居家式的起居室、小型厨房和餐厅,在患者房间内摆放一些自己的家具、照片、喜欢的物品等,避免频繁更换房间。

(3)设计定向线索。①时间定向线索:在卧室、客厅、餐厅等活动区域的醒目位置,放置大的钟表、日历,设计显示当前季节、节日的图片,帮助患者辨识时间。②方向引导标识:在房门上贴上患者能辨认出的照片、图案等,帮助患者辨认自己的房间;用文字、图案等设计简易的方向标识,引导其找到卫生间、厨房或餐厅等;将日常用品放在固定、醒目的位置,在柜子、抽屉外面做上标识。

(4)提供适度的感官刺激。①光线刺激:活动区域应维持明亮而均匀的自然光或人工光源,避免炫光,避免光线过于昏暗,用窗帘遮挡强烈的阳光。②色彩刺激:居室的墙壁、窗帘、床单等装饰成温馨、明亮的暖色调;悬挂或摆放色彩明亮的照片、图画、装饰物及花草等。③声音刺激:避免噪音,同时避免过于安静;根据患者的喜好创设一定的声音刺激,如播放患者喜欢的老歌、戏曲、相声等;对于长期卧床不能外出的患者,建议用录音或投影的方式,让患者聆听来自自然界的声音,如鸟叫声、海浪声等。④触觉刺激:在居室内摆放装有海绵、沙子等带来不同触觉感受的物品;提供仿真娃娃或老年人喜欢的宠物。⑤嗅觉刺激:每天定时开窗通风,去除室内的异味,保持空气清新。建议有条件的照料机构设置多功能感官刺激室,利用光线、音乐、芳香和各种物体为认知障碍患者提供多重感官刺激。

(5)维持隐私性和社交性。①隐私性:隐私的环境设置可为患者提供生理上和心理上的安全感。根据认知障碍患者之前的生活习惯,为其提供属于自己的空间;对于住两人间或多人间的照料机构,建议使用隔帘。②社交性:设置集体活动的空间,如活动室、客厅、餐厅、阅读室等。

(二)文娱活动安排

1. 文娱活动安排的原则　积极参与文娱活动可为认知障碍患者提供自我表达及社会交往的机会,有助于维持个人技能,带来愉悦体验。文娱活动的安排应遵循以下原则:

(1)难度适中,与患者现存的身体功能和认知能力相适应,活动难度过大会引发挫败感,活动过于简单会产生无聊感。

(2)活动项目要结合患者的兴趣和喜好,让患者感受到快乐,注意观察患者在活动过程中、活动后的反应以及活动完成情况,以总结和发现适宜的活动项目。

(3)灵活调整活动的难度和参与模式,避免将活动任务化和强迫患者参与,活动过程中应多鼓励和引导。

(4)每次活动时间不要太长,避免让老年人过于"忙碌"。

2. 文娱活动安排的建议

(1)身体锻炼:身体锻炼有助于增强患者的体质,维持社会功能,应引导认知障碍患者进行规律的活动,如散步、逛公园、爬山、打太极、做保健操等;另外,可带领认知障碍患者做肢体和手指活动,如摆动上肢、手指操等。

(2)家庭性活动:家人是认知障碍患者最重要的社会支持因素,与家人一起活动是患者最熟悉和最有安全感的体验。因此,应创造机会让认知障碍患者与家人一起进餐、聊天、外出散步、购物、做简单的家务(如一起摘菜、洗菜、做饭、洗餐具、擦桌子、进行园艺活动等);对于照料机构的认知障碍患者,应创造机会让家人多探视;建议设置模拟超市,让患者用代币购买自己喜欢的日常用品。

(3)怀旧活动:认知障碍患者尚有一定记忆能力时,建议通过一起翻看和谈论老照片、听唱老歌曲、看老电影、谈论往事、故地重游等方式,激发其对过去事件或经历的回忆。

(4)感官和认知刺激活动:建议根据认知障碍患者的喜好和现存的能力,安排适当的感官和认知刺激活动,如唱歌、听音乐、跟随音乐打拍子、触摸花瓣、闻花香或香水的气味、给予按摩或情感性触摸、宠物陪伴;进行折纸、剪纸、插花、编织、穿珠子、拼图、搭积木、挑游戏棒、书写、画画、涂色等手工活动;与患者一起做简单的计算、识记物品并归类、棋牌等活动,避免强迫患者做难度大的计算。

六、终末期照料与管理

1. 终末期照料原则 终末期指老年期认知障碍患者进展到了最严重的阶段,记忆与其他认知能力严重损害、无自主要求,日常生活能力丧失,二便失禁,常见并发症有吞咽困难、发热或肺部感染等。终末期患者需他人完全护理,一般采用姑息治疗和舒缓照料。

2. 决定照料与医疗方案 终末期患者多采用舒缓治疗与临终关怀方式,需医师与监护人共同商定照料与医疗方案。医师将患者的疾病预后、可供选择的方法、需遵循的医疗原则告知监护人,并运用开放式对话方式,回答监护人的疑问。监护人可根据患者生前的意愿、家庭的习俗等因素选择适合患者的照料与医疗方式。如果采用积极辅助生命存活的治疗方式,患者将可能被送入医院的急重症监护抢救室;采用舒缓治疗与临终关怀的治疗方式,可以在家庭、养老院、护理院、临终关怀医院或其他相关机构进行。

3. 终末期照料建议

(1)如果监护人决定积极延续患者生命,可将患者送往医疗机构,采用鼻饲、胃造瘘、肠外营养等方式;出现感染或脏器衰竭时,进行必要的治疗与抢救,以适当方式延续生命。

(2)采用舒缓治疗与临终关怀方式并非任其死亡,而是以减少痛苦、维护患者尊严为原则进行;如果监护人决定采用这种方式,可采用以下方式照料。①进食困难:建议采用少量多次喂食的原则。②呼吸道感染:遵医嘱吸氧、翻身、拍背、吸痰、服药等。③泌尿系统感染:定时清洗尿道、外阴、会阴部,补充水分,必要时膀胱冲洗。④压疮:定时翻身、协助患者在床上进行轻微的活动,及时更换衣物,保持皮肤干燥清洁,有条件的可应用气垫床。⑤疼痛:遵医嘱给予镇痛药物。⑥口腔护理:保持口腔的清洁与湿润。⑦其他:关注患者是否舒适、安宁,维护其尊严,持续评估以更新相应照料措施,可采用抚摸、听音乐等方式安抚患者。

我们希望,人们能给认知障碍老年人更专业的照护,更希望能不断提高全社会对认知障碍的认知,以及加强对认知障碍老年人尊严的维护。

七、案例分享

一位患有中度痴呆的退休老干部住在某医院老年科。这位老干部在生活上已经不能全部自理,需要护理人员的协助照料。

老干部住院后就接受科内的一位护理人员小王的生活照料服务,他总觉得其他护理人员对他不好。后来科内的护理人员都跟随小王去为老干部料理生活,小王走进门就向这位老干部汇报说:"报告领导! 组织派我来照顾您,请您批准!"老干部每次听到这话就心花怒放,一切生活照料服务都配合。

通过这样的案例分享,科内每位护理人员都了解到,原来这位老干部的表现实际上是和他过去的工作经历有关。他喜欢大家尊敬地称呼他为"领导",也喜欢把事情当成一项任务去执行。之后,科内的每位护理人员都顺利协助照料老干部的生活,随着时间推移,科内这位老干部接受了每一次护理人员的服务。这个案例表明,了解痴呆老人的背景,分享照顾经验,帮助整个护理团队制订出适合老人的个性化的照料护理非常重要。

(沈亚芬)

第二节　老年期认知障碍的夜间照料与管理

一、概述

老年期认知障碍患者因自身生理功能的下降,常可影响其自身的安全,可以不同程度地影响患者的社会功能和生活质量,严重时甚至导致患者死亡。由于老年期认知障碍患者夜间在睡眠中受环境及生理病理变化的影响,病情的表现方式与日间又有所不同,使夜间照料的风险系数大大增加,夜间照料是整个照料过程的重要环节,所以夜间照料对照料者的要求很高。而且老年期认知障碍患者的夜间照料正处于正常人休息睡眠的敏感时段,照料者由于生活节律受到影响,主观调节能力下降,注意力不集

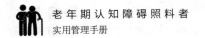
中,容易忽视对患者夜间突发变化的观察,而且长期夜间照料会导致照料者精神紊乱和注意力分散,一旦夜间病情突发变化就不能第一时间发现和判断问题的严重性。所以,我们不提倡连续或长期让同一个人负责老年期认知障碍患者的夜间照料工作。

老年期认知障碍患者的夜间照料工作一般从晚饭后开始,持续到次日早晨,夜间照料内容主要包括给患者漱口、洗脸、洗手、洗脚、倒水、按摩、整理床铺,夜间必要时给患者增加毛毯或盖被等。夜间照料的重点,是通过夜间照料,可以营造一个安静、舒适的睡眠氛围,并能够在患者半夜突然醒来后及时给予帮助。本节主要阐述老年期认知障碍患者的夜间照料及其相应照料管理的内容。

二、老年期认知障碍患者的夜间照料工作

老年期认知障碍患者的夜间照料工作包括夜间洁身照料、如厕照料、皮肤照料、夜间谵妄特殊照料等。

(一)夜间洁身照料

老年期认知障碍患者的夜间洁身照料工作包括为照料对象漱口、洗脸、洗手、洗脚。由于老年期认知障碍患者大多不喜欢被照料,为了形成生活节奏,每天入睡前要漱口、洗脸、洗手、洗脚。洁身前要引导患者自然接受,不能强行引导,以免患者更加抗拒,照料者可以告诉患者洁身后有患者喜欢的事物在等待他,如患者喜欢的小零食、按摩等,以此解除患者对洁身的抗拒。

1. 漱口　即使不能刷牙,也要每天漱口,不能刷牙时,要用清水或漱口液漱口。为了安全,最好取坐位,稍前倾,小口含水漱口,切忌催促患者和让患者大口含水,以免误咽、呛咳。

2. 洗脸、洗手、洗脚　对能行走的患者,应协助其走到卫生间,坐在合适的椅子上洗;对不能行走但可以坐起的患者可以在床上洗,尽量让患者自己完成洗漱。为卧床不起的患者洗脸时,要特别注意其耳后、脖子的褶皱,擦拭下巴下方时要将患者的头侧转向后方,照料者的动作要轻柔。在为患者进行手、足浴时,可以按摩手足,有防止、改善和预防手足挛缩的康复作用,睡觉前的足浴有促进睡眠的功效。对早期患者要尽可能地帮助其保持良好的日常生活习惯和卫生习惯。即使做得不规范,也要尽可能地让患者自己去做,因为这也是防止疾病进一步发展所不可忽视的环节。

(二)如厕照料

老年患者大部分有夜尿,频繁的夜尿致其起床时易发生跌倒。因此老年期认知障碍患者夜间醒后,照料者应让其在起床前活动一下四肢,再缓缓下床;否则,患者醒后立刻翻身下床,因体位性低血压等原因,极易引起摔倒。所以照料者应嘱其夜间尽量不去卫生间,在床旁准备好坐便器;如果患者必须下床或上卫生间时,照料者要尽量陪

伴。同时要保证房间光源的控制容易操作,地面平坦、干燥,物品摆放有序,走道没有障碍物,厕所及浴室要设扶手,安置一个能升降的大便座椅等,以防患者跌倒。睡前 2 小时内尽量避免给患者喝水,以防尿床,但白天要让患者喝足够的水。可以给其使用一些尿片、防水的床垫,但这不能代替帮助患者如厕。对于行动有困难的患者,照料者要帮助他们如厕,或者在床边放置坐便器。

（三）皮肤照料

在重度老年认知障碍患者中,经常有人会发生皮肤受损的情况,因为患者感觉比较迟缓,而且无法对自身受压而导致的不适进行正确表达,所以极易出现擦伤或者压疮情况。如果老年期认知障碍患者已经卧床不起,照料者要注意帮助患者减少其身体受到的压力。照料者要经常帮助患者翻身,夜间每 3 小时翻身 1 次,要把患者的身体放平、放松,不要让肌肉发生痉挛。要用一些较软的垫子、枕头支撑肢体压迫点的部位,减轻压迫点的压力,必要时可以使用气垫床,预防压疮的形成。照料者要适当地帮助患者做有效的、准确的体位转换,动作要慢,站立时要按照平躺—坐起—站起的顺序,避免患者跌倒或者受伤。要保持患者皮肤的清洁和干燥,每天检查患者皮肤有无破损;要用温和的沐浴乳、香皂来为他们清洁身体,然后用毛巾轻柔地拭干。帮助患者做关节的伸展弯曲运动,每天要做 2 ～ 3 次全面的运动,包括关节的主动运动和被动运动。

（四）夜间谵妄特殊照料

部分老年期认知障碍患者在夜间会产生大量幻觉、妄想等谵妄症状。患者出现睡眠倒错,白天昏昏欲睡,夜间症状明显,表现为兴奋、大声喊叫或突然跑出去等,夜间睡眠时间减少,有时症状可延续至觉醒后,严重时患者白天、晚上均不睡。谵妄易使照料者困惑和负担加重,所以夜间让患者熟睡是较合理的,可在白天让患者适度活动、散步,以有利于夜间睡眠。如果患者在夜间出现兴奋先兆,照料者可按摩其手足,抚摸其背部,让患者慢慢平静下来,也可以给患者喝些温热的饮品,使之冷静下来。夜间照料环境不能过分吵闹,因外界刺激过多,声音过大,可引起患者惊跳反应,产生突然的惊恐不安。对谵妄患者应尽量避免约束其身体,以免引发患者烦躁不安或身体受伤。同时,我们也要做好照料者的心理指导和观察要点把控,照料者应保持头脑清醒,镇静情绪,要有耐心,特别要注意患者的安全,防止意外发生。

三、老年期认知障碍患者的夜间照料管理

（一）夜间居住环境管理

1. 环境安静 老人的居住环境应安静、舒适、整洁、光线适宜。噪声的出现会导致老年人失眠,因此建议对其房间做防噪声处理,房子要选在僻静的地方,离工业区、交通主干道等远一点。地面要防滑,木地板或橡胶地板都可以,对卫生间也要做防滑处理,给老年人预备专用的带扶手的坐便器。卧室不要花花绿绿甚至是大红大绿的颜色,颜色宜清新淡雅;放置的家具应该以简单实用为主,不要带棱角,线条也要柔和,避免碰撞。同时老年患者普遍记忆力下降,自我管理能力下降,使得患者对居住环境不熟悉,易出现走丢、摔倒、跌伤等现象,要减少落地而放的物件,去除一切可能引起绊倒的物品。

2. 温度和湿度适宜 老年期认知障碍患者的卧床情况比较多见,大部分患者还伴有其他慢性疾病,身体免疫力下降,对于温度的感知能力不是太强,又比较怕冷。所以帮老年人设置一个适宜的室内温度,既可以防止夏天中暑,又能够避免冬天感冒。老年人的室内温度在冬季应为 18～22℃,夏季应为 21～25℃,湿度应控制在 60% 左右。睡前应开窗通气,让室内空气清新,氧气充足,但应防感冒。

3. 选择合适的卧具 睡床高度应低,宽度适宜,床应当以宽 120～130 cm、长200 cm为宜(当然要依床的使用者的体形做相应调整)。床垫不能太软,否则不利于患者入睡和熟睡,导致患者翻身、起身感到吃力,也不利于在床上进行康复训练。可考虑使用弹簧床垫,但原则是不能太软。床铺的高度以患者坐在床边双足着地、膝盖呈90°为宜,此高度便于患者起身或坐下,也能便于照料者帮助患者顺利移动。枕头太高不利于呼吸,最好选择使头部与背部处于同一水平的较低的枕头,也可用浴巾或大毛巾叠起来调节到合适高度。

(二)夜间睡眠管理

老年期认知障碍患者在夜间拥有良好的睡眠是非常重要的,这样也可以使照料者获得充足的休息,缓解疲劳,减轻精神压力,从而更好地照料患者。

1. 评估睡眠 首先评估老年期认知障碍患者的睡眠情况,了解患者的睡眠特点,如是否有入睡时间长、睡眠浅、睡觉中途醒后再难入睡、早醒、失眠、夜间睡眠时间减少等情况,再根据患者的睡眠特点采取相应的照料对策。

2. 适当活动 白天陪同患者参加一些有益的活动,减少白天睡觉时间,控制午休时间(一般在 20～30 分钟),从而产生适当的疲劳感。适当运动可帮助患者自然地进入睡眠,但不要在黄昏时运动,因为这会刺激心血管和神经系统,使患者只会更清醒而影响睡眠。无论是照料者还是患者都应当明白床是用来睡觉的,其余时间要尽量离开床铺,否则会使患者活动减少,加速身体各部分功能退化,也会加重照料者的负担。

3. 睡前照料 在睡觉前让患者先上洗手间"解手",可避免半夜醒来或减少醒来的小便次数。睡前给予患者轻声安慰,或者叮嘱他"听话",或者表扬他昨天睡得很好,这有助于患者再次入睡。值得注意的是,老年期认知障碍患者犹如孩子,特别喜欢被表扬。如果患者不愿上床,那么切勿与之争执,可陪伴患者一段时间,慢慢诱导患者入睡。睡前可协助患者进行热水泡足,做一些按摩。必要时遵医嘱配服小剂量的安眠药助眠。

（三）夜间安全管理

1. 环境设施的安全 为患者提供夜间安全的环境设施,要保证房间内有充足的光线,安装床头灯、夜灯或感应灯。地面要防滑,保持干燥,特别是浴室要装扶手,便于患者如厕及行走,选择坐式的便器,高度适宜。对轻中度老年期认知障碍患者要多宣传安全知识。

2. 服药安全 老年期认知障碍患者睡眠时常日夜颠倒,影响照料者休息,必要时可到精神卫生中心就诊,由医生帮助患者恰当服药助眠。不恰当的药物会导致患者出现谵妄状态,加重病情。照料者应将患者服用的药物放在安全、患者不易触及的地方,由照料者保管并协助其服药到口,确保药物服下;同时向患者耐心解释,让其了解用药意义,可使患者乐于接受。对吞咽功能差的患者可碾碎再喂。照料者要严格根据医嘱给药,密切观察药物的副作用,如服用抗精神病药、镇静催眠药的患者在起身、突然改变体位时,应特别注意动作缓慢,必要时停顿数秒,同时观察患者面色、神志等情况,发现异常及时到医院就诊。

3. 预防跌倒、坠床 随着老年期认知障碍患者年龄的增长,认知功能下降,判断力、自我防护能力受损,再加上机体生理功能的老化,跌倒、坠床的风险不断增加。老年期认知障碍患者不愿意让照料者照顾自己,比如夜间如厕不需要人照顾、私自下床拿东西等,导致坠床、摔伤等情况发生。夜间长期服用镇静安眠药导致患者出现嗜睡、头晕等症状,再加上患者在夜间小便次数比较多,如厕过程中意识不清醒、步态不稳等,容易出现跌倒、摔伤等意外情况。照料者要从保障夜间环境安全、降低活动风险、提高患者安全意识方面预防跌倒、坠床的发生。首先要保证房间内有充足的光线,去除可引起绊倒的物品。保持地面干燥,如有水渍及时清除,厕所及浴室要设扶手,安置一个能升降的大便座椅,使用床栏保护等。其次要注意患者衣裤合身,裤腿不要过长;且指导患者行动时动作要慢,指导患者努力克服不愿麻烦别人的心理状态,有需求及时寻求照料者帮助。

老年期认知障碍患者的夜间照料是一项长期而又繁杂的工作,夜间照料时应结合每个家庭的具体照料特点及患者的生活习惯,照料者要有极大的耐心和爱心,要重视和患者的情感交流,可通过温和的肢体触摸来表达温暖和关爱,在夜间照料中照料者要慢慢体会、摸索最佳的适合患者个体化的照料方法。另外,由于老年期认知障碍患者在夜间会有各种照料需求,因此尽量不要让患者单独居住,以免发生意外。老年期认知障碍患者的夜间照料工作从来不是单纯付出时间和耐心就能完成的任务,它需要照料者付出更多的关注,掌握更多的技巧。在互联网技术普及应用的今天,我们也可以运用科学的方法,结合高科技的无线看护技术,让远程多方共同参与夜间照料工作,这样既能提高夜间照料效率,也能降低照料者的工作强度,更省心省力地造福于患者,

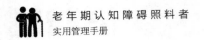
从而保障老年期认知障碍患者的夜间安全。

（张　洁）

第三节　老年期认知障碍的饮食照料与管理

一、概述

老年期认知障碍是老年期常见的一组临床综合征,主要表现为老年性痴呆(AD)。老年性痴呆是一种严重的退行性脑部疾患,其临床特征是进行性认知功能障碍。由于痴呆患者不同程度的认知功能障碍,往往使患者处于营养不良的高风险状态,从而面临各种营养问题,最终加重疾病发展。

(一)老年期认知障碍患者营养不良的成因

1. 生理退化　随着年龄增长,老年人的味蕾减少,味觉功能衰退,食欲降低,摄入减少,肝功能下降,胃肠消化液分泌减少,消化酶活力下降,胃肠道蠕动减慢导致食物的消化吸收功能减退,均会引发老年患者的消化吸收障碍,导致营养不良。

2. 摄入不足　许多疾病都会直接、间接影响老年患者的营养摄入,从而导致营养不良。消化系统疾病会直接影响患者的食欲、胃肠道的消化吸收功能等,导致患者摄入营养不足。此外,许多神经系统疾病会导致吞咽困难,特别是对于脑卒中患者,若未及时发现吞咽功能异常、未做好相应护理及治疗,还会引发患者噎食窒息、呛咳误吸、吸入性肺炎,甚至猝死,降低患者的生存质量,缩短预期寿命。

3. 消耗增加　合并其他消耗性疾病,如结核、肿瘤、感染、创伤等,机体内分泌异常,能量代谢增加,从而导致营养不良。

4. 精神因素　随着躯体状况下降、退休、子女不在身边等各类因素影响,老年人容易产生抑郁情绪而进食减少。部分老年患者还会出现精神行为症状,如怀疑食物有毒,发脾气、不配合诊治,造成患者进食减少。随着痴呆程度进展,患者生活自理能力下降,不知饥饱、食欲减退、进水减少,造成营养摄入减少,进而发展为营养不良。

5. 药物　药物使用也是影响老年人营养状况的重要因素之一。一方面,药物能带来恶心、呕吐、食欲下降等副作用;另一方面,药物可能影响机体对营养物质的消化吸收。研究指出,服药数量超过 10 种的患者比服药少于 5 种的患者的营养状况差。也有研究表明,服药超过 3 种的患者,其营养不良的发生率显著高于不服药的患者。老年人通常有多种躯体疾病,需多科药物联合使用,而服药数量越多,越容易引发营养不良。

(二)老年期认知障碍患者的进食特点及干预方式

1. 早期患者　在认知障碍早期,患者常常能自行进食,但因认知功能下降,个人日常生活判断辨别能力下降,常会出现食欲旺盛,不知饥饱;部分患者会出现进食速度过快,甚至出现因抢食而窒息,如果不能及时处理,可能会导致患者直接死亡。部分患者因辨别能力下降而经常食用过варварварварварва期变质食物,甚至把工业用盐、农药当佐料使用而导致食物中毒,轻者出现腹痛、腹泻等胃肠道症状,重症者可因急性食物中毒而死亡。所以对于此期患者,家属要尽量做到早发现、早干预,做好饮食管理,督促患者规律就餐、缓慢进食,就可避免上述意外发生。

2. 中期患者 中期患者除记忆力和智力下降外,对生活、感情的自我控制能力也出现下降,表现为挑食、偏食、食欲减退、进食不专心、味觉异常等,并逐渐出现各种原因的进食困难,这些都会影响能量和各种营养素的摄取、吸收和利用,从而逐渐出现营养不良,进一步加重痴呆及躯体疾病。此期患者的个人生活能力明显下降,很多患者不能独立进食。

此时如果对患者进行相关因素干预,提供愉悦的就餐环境和合理膳食,并根据患者的饮食喜好提供满意的饮食,加强心理干预,部分患者能够自行进食,从而改善患者的营养状况。

3. 晚期患者 晚期患者已处于严重痴呆期,不能表达内心思想,交流困难,不能自由活动,甚至完全卧床,基本不能自主进食,甚至有的患者连进食意愿都已丧失,不肯进食。此期患者均需他人协助进食,喂食时应注意患者吞咽情况,避免发生意外而致噎食窒息。必要时可用搅拌机将食物打碎成半流质食物进行喂食。对于不愿进食的患者,如有条件应尽早进行鼻饲置管,加强肠内营养,改善患者的营养状况。

2015年欧洲发布的《肠外肠内营养学会痴呆营养指南》中对痴呆患者不同时期因相应的进食特点而可能出现的营养问题及解决办法给予了科学指导,详见表3-1、表3-2。根据两张表的情况阐述,积极治疗基础疾病,调整药物,同时对患者相关精神因素进行干预,可以明确改善患者的营养状况。

表3-1　不同时期痴呆患者获得适宜食物摄入的干预措施

痴呆分期	症状表现	干预措施
痴呆早期	购买食物有困难	帮助购物
	准备食物和规律饮食有困难	家庭帮助;按规律进食
	忘记吃饭	监督吃饭
	记住吃饭、辨认食物和独立吃饭的能力下降	口头督促鼓励;喂养助手;增加进食时间
	行为问题	情感支持
痴呆晚期	漫游癖	特殊行为与交流策略
	吞咽困难	结构调整

表 3-2　引起老年痴呆患者营养不良的常见原因与干预措施

引起营养不良的常见原因	干预措施
咀嚼问题	口腔护理；牙齿治疗
吞咽问题	吞咽功能评估；吞咽锻炼
口腔干燥	核实药物副作用、停药或换药；确保合适的液体摄入
活动受限	心理治疗；群体锻炼；阻力训练
精神疾病(抑郁症、焦虑症)	合适的医学治疗；与他人一起进餐，愉快的进餐氛围
急性疾病、慢性疼痛	群体活动；专业治疗
药物的副作用(口腔干燥、恶心、淡漠)	核对药物
社会问题(缺乏支持、家庭冲突)	帮助购物、烹调、进食；缓解冲突

二、老年期认知障碍患者的饮食照料与管理

(一)老年期认知障碍患者的营养教育

目前有多项研究发现，过多的氧化物、血糖、皮质醇升高、高水平的同型半胱氨酸、有毒金属(铝、铜、汞)都会导致神经损伤，进而造成认知功能影响。其中，我们就需要关注饮食情况，进行相应的饮食宣教，控制甜食、油腻、偏咸等食物的摄入，多食新鲜蔬菜、水果、深海鱼、种子(它们富含各种维生素、不饱和脂肪酸等)，避免食用精制、腌制、油炸食物，不抽烟、喝酒。

1. 地中海式饮食　有多项国内外医学研究显示，高纤维、低脂肪的地中海式饮食习惯将减缓老年痴呆症的病情恶化，可使痴呆病患的死亡率降低 73%。"地中海式饮食"是指有利于健康的、简单、清淡以及富含营养的饮食。其饮食结构及特点为：

(1)粮食类：以五谷杂粮为主，包括全麦、玉米、土豆、豆类、薯类。虽然意大利人也吃面食，但是在地中海地区人们的典型食谱中，面条通常只是前菜和头盘，并不当作主食吃，三明治吃得也很少。

(2)蔬菜类：吃新鲜的蔬菜，很少加工，比如西红柿、洋葱、柿子椒等。

(3)水果类：各种新鲜水果，如柠檬、葡萄、蓝莓等。

(4)蛋白质类：①当地鱼类资源丰富，以前当地人用鱼充饥，现在仍然保留了这个传统。地中海海域盛产沙丁鱼，其肉中含有丰富的 ω-3 脂肪酸。②每周吃一些畜禽肉类，以瘦肉为主，多采用烤肉的方法。③每天吃个鸡蛋，地中海地区的居民烹调鸡蛋的主要方式是用于烘焙食品。④牛奶及其制品：每天食用适量酸奶或奶酪。

(5)油类：地中海式饮食中的油类总的来说比较多，包括橄榄油、坚果中的油和鱼类体内的油，占膳食总能量的 35%。其中饱和脂肪酸不到 7%～8%，以单不饱和脂肪

酸和多不饱和脂肪酸为主。当地居民普遍有生吃橄榄的习惯,并用橄榄油作为食用油来烹饪、烘烤食品和调拌沙拉。

"地中海式饮食"的特点:

(1)食物加工比较简单,以尽量保持食物中的营养成分。

(2)适量饮用红酒。

(3)添加大量多样植物香料,当地人用大蒜较多。

(4)强调适量、平衡的原则,保持健康的生活方式和乐观的生活态度,坚持每天运动。

这种饮食结构,不仅能延缓痴呆进展,还有助于预防糖尿病,减轻心血管疾病风险,可延年益寿。所以有条件在改善患者饮食问题时,根据上述饮食结构提供相应的饮食内容可改善老年患者的疾病状况。

2. 慢性病营养教育 营养教育在老年痴呆治疗中的作用越来越凸显,尤其较多老年痴呆患者还患有多种躯体疾病。以下为针对几种常见老年躯体疾病的营养教育。

(1)老年骨折:家庭式营养教育联合口服营养补充可以减少社区老年人群,特别是老年女性发生跌倒和骨质疏松性髋部骨折。有效的锻炼、维生素 D 的补充或运动处方联合维生素 D 补充均能降低跌倒及骨折的风险。

(2)老年代谢综合征:社区营养教育能改善老年代谢综合征患者的代谢状况。膳食干预能使成人代谢综合征中至少一个指标好转;对老年代谢综合征患者进行家庭营养干预,可明显减小女性腰围,并维持男性总胆固醇水平。

(3)老年糖尿病:接受营养教育、个体化的饮食指导和定期内分泌门诊随访,能使老年糖尿病患者餐后血糖、空腹血糖、糖化血红蛋白显著降低。采用综合性的营养教育模式对居家老年、2 型糖尿病患者进行血糖干预,可使患者的血脂及饮食均得到较好控制。有条件的患者可至营养门诊,听营养医师讲解糖尿病营养学知识,观摩食物比例模具,由营养师制订个体化饮食方案,并且定期随访强化其饮食注意事项。

(4)老年高血压:社区营养教育可促使老年高血压患者减少食盐摄入量,使其达到DASH 膳食目标,进而降低其血脂和血压水平。地中海式饮食模式干预持续 1 年可降低轻度高血压患者的血压,对收缩压的降压效果强于舒张压。

(二)老年期认知障碍患者的营养支持

根据患者营养不良的原因,积极治疗躯体疾病,调整相关药物,改善患者情绪,治疗精神行为症状,患者饮食状况仍无好转,就应送往专业医院进行相应救治及营养支持,部分患者出院后还需进行家庭肠内营养(HEN)。

HEN 在 20 世纪 80 年代首次被提出后,被认为是一种可靠的和有效的营养干预措施。一项关于 HEN 的成本和经济效益的系统评价结果提示,使用肠内营养制剂患者的住院费用和感染率较使用自备匀浆膳患者更低,而且利用多学科营养支持团队

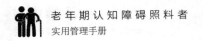
(NST)可能会降低总成本。

1. HEN 使用指征及禁忌证

(1)使用指征:HEN 指南推荐对存在营养风险或营养不良的患者给予 HEN。营养不良的症状可表现如下:患者 1 周不能进食或 1～2 周进食量＜60％或每日少摄入 2 520～3 360kJ,或近 1 个月体质量下降＞5％,近 3 个月体质量下降≥15％等。此时,肠内营养即可启用。

(2)使用禁忌证:与其他肠内营养的禁忌证一致,HEN 指南推荐存在严重肠功能紊乱、胃肠道梗阻、胃肠道出血、严重吸收不良或严重代谢失调等疾病或症状的患者不得进行 HEN。与院内肠内营养禁忌证不同的是,HEN 涉及更多人工营养相关伦理问题。HEN 指南推荐如果预期寿命＜1 个月,患者和/或其法定监护人不同意启用 HEN,通常不应启动。HEN 指南的多项推荐均建立在尊重患者自主权的基础上。有行为能力的患者有权决定是否接受任何一种治疗。因此,HEN 的使用与否不仅是患者生理上的需求,还涉及患者生存意愿及其家庭决策等伦理问题。

2. HEN 推荐使用的设备(鼻饲管等) HEN 指南推荐,使用时间小于 4～6 周的患者可采用鼻饲管进行 HEN。当需要长期使用 HEN 时,推荐使用经皮内镜下胃造瘘(PEG)或者经皮内镜下空肠造瘘(PEJ)。虽然研究提示 PEG 相较鼻饲管更有优势,如更少的导管脱落、更高的生活质量且能更好地维持患者营养状况等,但 PEG 在我国的临床应用仍远小于鼻饲管。在临床工作中,患者对于有创伤性的 PEG 接受度仍不高,通常是患者不能耐受鼻饲管的情况下才会考虑建立 PEG 通道。

3. HEN 的输注方式 HEN 指南推荐 HEN 的输注方式应由多学科 NST 决定,应结合患者的疾病、喂养管的位置类型、喂养耐受性和患者的偏好等方面综合评估。顿服被认为更符合生理,适合胃部营养,一般可分为 4～6 顿,每顿 200～400 ml 的液体量。与连续性喂养相比,顿服并不会导致更多的腹胀、腹泻及误吸风险。连续喂养一般使用泵注的方法,能更精确地控制喂养量,对于空肠营养更有优势。高能量的喂养也更推荐使用营养泵。随着营养泵设备的不断改进,HEN 的计划也逐渐灵活。HEN 患者可以根据自己的需求调整喂养计划,比如有些患者可以日间使用顿服,夜间采用泵注的方式。

关于预防堵管,在喂食前后常规清水冲洗可以防止导管阻塞,并应作为患者/照护者教育的一部分。目前,临床操作遵循鼻饲前后予以 30 ml 水冲管处理。

4. HEN 的推荐制剂(标准配方) 目前有标准的肠内营养液、匀浆膳、自制匀浆膳等,HEN 指南推荐 HEN 患者使用标准配方的商品制剂,而非家庭自备匀浆膳。家庭自制匀浆膳通常缺乏专业营养师的指导,所以很难达到能量的需求及营养均衡。

5. HEN 患者的监测 可定期营养科门诊随访。对患者进行综合性的监测,包括营养效果、不良反应以及院外管理等。营养效果的监测内容包括人体质量、人体成分、水化、肌力和肌功能、膳食摄入量、前白蛋白。耐受度的监测主要包括管饲相关性并发症及呼吸、消化道耐受等。有研究报道,医疗团队远程的视频咨询加上每月 1 次的入户随访能明显减少代谢并发症的发生。

6. HEN 的主要并发症及处理方式 HEN 指南指出,肠内营养的并发症通常也存在于 HEN 中,主要包括机械堵管、误吸、胃肠道、代谢及造口并发症,具体表现与处理如下:

(1)机械堵管:主要是指喂养管堵塞或者移位。由于经 PEG 喂养比鼻饲管更有效和安全,更不容易出现喂养中断、堵管、漏出等状况,HEN 指南推荐"对于需要 HEN 治疗时间超过 4～6 周的患者,应使用 PEG 代替鼻饲管"。一般堵管用清水即可疏通,对于比较顽固的堵塞,有部分专家推荐可采用可乐等碳酸饮料或者胰酶通管。

(2)误吸:可导致肺炎、呼吸衰竭等严重后果,常发生于无法保护呼吸道的患者,尤其是神经系统疾病的患者。减少误吸的方法包括抬高床头、幽门后喂养以及加用胃肠动力药物等。

(3)胃肠道并发症:包括便秘、腹泻、呕吐等。

(4)代谢并发症:包括高血糖、电解质紊乱、微量元素缺乏及再喂养综合征等。

由于家庭自备匀浆没有商品制剂安全有效,故不推荐 HEN 患者使用。但由于商品制剂无法报销,若患者及家属坚持使用家庭自备匀浆,应接受多学科 NST 的专业化指导,并长期坚持随访。

7. 意外拔管 老年痴呆患者由于认知功能的下降,对于治疗的配合程度差,有时患者还会有一过性意识障碍,出现躁动挣扎,意外拔管发生的概率非常高。在家中出现意外拔管则需要就医再插管,同时也会增加患者的痛苦,影响生存质量。意外拔管的主要措施:做好评估,如患者治疗配合度低,容易拔管,选择相对风险低的经鼻留置胃管,避免意外拔管导致的严重后果;选择适当方法进行固定,定期巡视,如有松动及时固定;做好患者、照护人员的宣教沟通,对患者进行有效的心理疏导及干预,及时处理患者的主观不适,安抚患者情绪,宣教导管的重要性及可能出现的情况;针对躁动、拔管风险高的患者进行有效的约束。

(三)老年期认知障碍患者噎食防范与管理

噎食指食物堵塞咽喉部或卡在食管的第一狭窄处,甚至误入气管,引起呼吸困难甚至窒息。噎食是老年人猝死的常见原因之一,是痴呆患者进食管理中最危险的意外情况,无论是家属、照料者均需重视该问题,特别是噎食高风险患者应进行重点看护,避免意外发生。

1. 噎食原因

(1)咀嚼功能不良,大块食物尤其是肉类、黏性食物,不容易被嚼碎而噎食。

(2)抢夺食物、暴饮暴食,甚至在进食过程中讲话等异常活动,均容易引起食管痉挛,导致噎食。

(3)部分痴呆患者有脑血管病变,存在吞咽功能障碍,咽反射迟钝,容易造成吞咽动作不协调而噎食。

2. 噎食的临床表现

(1)进食时突然不能说话,并出现痛苦表情。

(2)患者通常用手按住颈部或胸前,并用手指抠喉咙。

(3)如果气道阻塞,可出现剧烈的咳嗽,且有哮鸣音。

(4)轻者面色深紫、双眼直瞪,如不能及时正确救治,患者在数分钟内进展为意识丧失,呼之不应,心脏呼吸停止,直至死亡。

3. 噎食急救　　通常噎食窒息,抢救得当,50%的患者能够脱离危险。但是痴呆患者会丧失正常的判断理解能力,不能自救,如抢救时间超过 4 分钟,即使靠仪器维持生命体征,也可能成为植物人,因窒息使大脑缺氧 6~8 分钟造成的损伤是不可逆的,故应在第一时间进行急救。目前,噎食窒息的急救方法为"海姆立克急救法"。

(1)患者意识仍清晰:抢救者站在患者背后,用两手臂环绕患者的腰部,然后一手握拳,将拳头的拇指一侧放在患者胸廓下和脐上的腹部。再用另一手抓住拳头、快速向上重击压迫患者的腹部。重复以上手法直到异物被排出。

(2)自己被食物噎住了,需要自救:可采用上述用于成人 4 个步骤的后 3 个步骤,或稍稍弯下腰,靠在一固定的水平物体上,以物体边缘压迫上腹部,快速向上冲击。重复几次,直到异物排出。

(3)患者意识不清:急救者可以先使患者仰卧位,然后骑跨在患者大腿上或在患者两边,双手两掌重叠置于患者肚脐上方,用掌根向前、下方突然施压,反复进行。

(4)患者已经心搏停止:此时应按照心肺复苏的常规步骤为患者实施心肺复苏,直到医务人员到来,再进行气道开放等相关急救措施。

4. 噎食预防

(1)首先应对患者进行筛选,详见表3-3、表3-4,如表3-3评分大于4分、表3-4评级在 3~5 级即为噎食高风险人群,应进行标注及重视。

(2)除了及时治疗各种诱因疾病之外,避免进食:①圆形、滑溜、黏性食物:汤圆、糯米糍、面包、面条、水煮蛋、豆子等;②大块食物:肉类、地瓜、鱿鱼、馒头、包子等;③带骨、带刺、有壳的食物:鱼、大块排骨、花生、瓜子。还应注意做到"三宜":食物宜软、进食宜慢、心宜平静。

(3)抢救噎食能否成功,关键在于是否及时识别诊断,是否分秒必争地进行就地抢救。如有条件应进行噎食的应急演练,协同各人员找出问题,进行解决。

饮食管理对老年痴呆患者起了重要作用,我们不光要考虑老年人的生理特点,还要兼顾痴呆患者特殊的营养需要,有条件就提供地中海式饮食,还要发现相应的精神行为症状,及早发现进食障碍者进行相应干预,预防噎食等意外情况,从而改善痴呆患者的营养状况,提高患者的生活质量,延长其生存时间。

表 3 - 3　住院患者噎食窒息危险因子评估表

危险因子(可多选)	分数
最近一年曾有噎食窒息经历	3
意识障碍	2
疾病史(气管插管术后、上消化道疾患、重症肌无力、脑梗死后遗症、老年性痴呆症、木僵、贪食)	1
吞咽困难、锥体外系反应等(洼田饮水试验)	1
年龄(≥65 岁)	1
体能虚弱(长期卧床患者,不能自主进食),喂饲者	1
恶心、呕吐、呃逆、分泌物多	1
服用影响意识或肌力的药物:镇静安眠药、抗癫痫药、麻醉止痛药	1
总分:	
评分者签名:	

说明:

1. 患者入院时评估,病情改变时再次评估。

2. 总分≥4 分,列为高度噎食患者,需佩戴防噎食标志,做好防噎食告知,加强巡视观察,做好饮食护理,每周评估 1 次。

表 3 - 4　洼田饮水试验

患者端坐,喝下 30 ml 温开水,观察所需时间和呛咳情况。	
1 级(优)	5 秒内能顺利地 1 次将水咽下
2 级(良)	分 2 次以上,能不呛咳地咽下
3 级(中)	能 1 次咽下,但有呛咳
4 级(可)	分 2 次以上咽下,但有呛咳
5 级(差)	频繁呛咳,不能全部咽下

附录 1:家庭自制匀浆膳

(1)匀浆膳可每日早上做出一天的用量,每次喂食时用多少取多少、热多少,剩下的还要放回冰箱中保存。如果当日没全部用完,最好将剩余的丢弃不用(不要超过 24 小时)。

(2)喂食匀浆膳或菜汁、果汁的温度应掌握好,不宜过凉或过热,约 40℃ 即可。

(3)匀浆膳的给予量应循序渐进,从每次 100 ml 的起始量开始给予;3～4 天后,如患者无腹胀、腹泻等不适症状,可将匀浆膳的量增加到 150 ml/次;再适应 2～3 天,仍然无不适症状出现,则可增加匀浆膳的量到每日 200 ml。

(4)每日可酌情加蛋白粉。

(5)可选用的食物:牛奶、豆浆、豆腐、熟鸡蛋(不可用生鸡蛋,以防污染其他食物)、熟瘦肉类、熟肝、熟蔬菜、稠粥、去皮馒头、白糖、植物油、各种蔬菜汁、果汁、煮果子水、西红柿汁(带酸味的果汁、西红柿汁等应单独喂食,以防匀浆膳凝块)、食盐等,见表3-5。

表 3-5　每日推荐食物用量及营养

食物	用量(g)	蛋白质(g)	热量(kcal,1 kcal＝4.24 kJ)
牛奶	400	12	216
豆浆	300	5.4	42
豆腐	50	6.0	49
猪肝/瘦肉	50	10.0	65
胡萝卜	100	1.0	43
软饭	50(生米)	4.0	175
鸡蛋	50(1个)	6.4	78
植物油	10	0	90
白糖	60	0	240
食盐	4	0	0
水	100～200	0	0
总计	1 174～1 274	44.8	998

制作以上 1 000 ml 匀浆膳对患者分次喂养,同时注意补充清水及果蔬汁。另外,每日保证患者摄入 200 ml 菜汁或果汁。

配制菜汁可用蔬菜:黄瓜、芹菜、菠菜等,或西红柿＋胡萝卜(需加几滴植物油并煮开,才能将其中的营养成分吸收)。配制果汁可用水果:西瓜、苹果、杧果、橙子、桃、梨、香蕉等(尽量不选草莓、猕猴桃等带籽的水果,以防咯咳)。

(6)匀浆混合液的制备方法:食物按数量称量备用。谷类食品可制成稠粥、软面条、面片、馒头(去皮);将鸡蛋、肉类(去骨刺)、蔬菜、豆腐等煮熟后切碎;牛奶、豆浆煮沸消毒,与糖、油、盐等混合。用部分豆浆或牛奶与全部食物混合,装入电动搅拌机搅成匀浆,过细笼去渣。剩余的牛奶或豆浆等加水与搅碎的食物匀浆混合,装入消过毒的玻璃器皿中。

匀浆膳(流食)配方适用于无糖尿病的患者。如果患者有糖尿病,推荐将白砂糖改为同等重量的软饭(指生重),若太过浓稠可适当加水。

(昌　盛)

第四节　老年期认知障碍的跌倒防范与管理

一、概述

跌倒是指突发的、不自主的、非故意的体位改变,倒在地上或更低的平面上。按照国际上对跌倒的分类,其主要包括以下两类:①从一个平面至另一个平面的跌落;②同一平面的跌倒。

跌倒在老年患者中具有高发性,其后果具有严重性。因明确的跌倒事件导致后续的软组织损伤、骨折、心理创伤和损伤后的一系列并发症称为"跌倒伤害"。跌倒是老年人损伤和死亡的首要原因。65岁以上老年人在社区中跌倒的自我报告率为28.7%,而老年人跌倒后受伤的概率为52.6%。2015年全国疾病监测系统死因监测结果显示,我国65岁以上老年人跌倒死亡率为58.03%,占该年龄人群全部伤害致死原因的34.8%。同样有资料表明,我国每年至少有2 000万老年人发生2 500万次跌倒,直接医疗费用在50亿元人民币以上,社会代价为160亿~800亿元人民币。全球每年约有42.4万人死于跌倒,37 400万人因跌倒而就医。

对于患有认知障碍的老年人,因认知水平的下降、自身能力判断的不足、环境危险性感知力的减退,以及自我保护方法缺乏等因素,老年认知障碍与跌倒风险显著相关。老年人跌倒事件因为存在可预知的潜在危险因素,所以是可以通过评估和干预进行预防和控制的。本节主要阐述老年期认知障碍患者的跌倒防范与管理。

二、老年期认知障碍患者跌倒的原因与临床表现

(一)老年期认知障碍患者跌倒的原因

跌倒是多种因素相互作用的结果,跌倒的发生随着危险因素的增加而增加。主要原因分为内在因素和外在因素两大类。

1. 内在因素

(1)年龄:年龄是导致患者跌倒的主要因素之一,老年群体肌肉力量水平下降,全身各主要关节发生退行性变化,部分患者韧带松弛,从而导致其行走、活动时跌倒风险较高。加之老年人群平衡能力及协调能力有所不足,其视力、听力、反应能力较低,在发生跌倒时难以有效应对,因此,老年患者跌倒发生率高。

(2)生理因素:老年人出现不可避免的身体老化现象,例如平衡感减退、步态不稳、骨密度降低、神经系统减退、视力、听力下降、思维迟钝等,这些均为跌倒的危险因素。

而具有认知障碍的老年人,其表现更为突出,常有运动功能下降、步幅变异、锥体外系症状(如震颤、僵直)和肌肉挛缩等,更是增加跌倒的风险。正是由于存在一项或者多项生理功能丧失的状况,使其更容易受外界环境的不稳定因素影响,加之自身条件对于跌倒应激反应的处理能力降低,最终增加跌倒的风险。

(3)认知因素:认知能力下降是认知障碍老人跌倒的另一个重要因素,认知障碍老人因为年龄以及疾病的因素通常会伴有不同程度的认知功能减退,一方面是对跌倒的认知水平下降,另一方面是对导致跌倒的危险因素的感知不足。认知障碍老人由于对跌倒相关知识的认知率低,日常生活中自我保护意识淡薄,从而不能及时采取有效的跌倒预防行为。

(4)疾病因素:有研究表明,类风湿关节炎、肌无力、糖尿病、白内障、贫血、脑血管病、体位性低血压、心律失常、排尿性晕厥、抑郁症、慢性疼痛等都是老年人跌倒的危险因素。同时认知障碍患者受症状的影响,妄想、恐惧、行为混乱等也会增加跌倒的风险。

(5)药物因素:研究表明,精神类药物与跌倒有重要相关性。服用抗抑郁药,尤其是含 5-羟色胺成分的药物,其副作用产生 5-羟色胺综合征和 α_1 肾上腺素受体阻断造成的体位性低血压会增加跌倒的风险,即服用抗精神药物比未服用抗精神药物的患者更易跌倒,这可能与抗精神药物所引起的常见椎体外系反应(急性肌张力障碍、类帕金森症、静坐不能、迟发性运动障碍)有关。

(6)心理因素:有研究表明,抑郁和跌倒相关。48.2%的老人因跌倒产生害怕跌倒心理,这种心理会造成社会隔离的增加、社会认同的损害、抑郁、焦虑以及生活质量的降低,因过度害怕跌倒心理,常导致不同程度的抑郁,从而增加跌倒的风险。

2. 外在因素

(1)环境因素:室内不良环境是导致老人跌倒的危险因素,包括室内灯光太暗或灯光太亮有眩光、地板过滑、门槛过高、浴缸过高、马桶或家具过低、过道有障碍物(如电线和宠物)、楼梯台阶高度和宽度不合适、日常用品的放置不方便、室内地面积水、物品摆放位置突然变换等。台阶和人行道缺乏修缮,雨雪天气、气温过高、拥挤等都可能引起老年人跌倒。

(2)个人因素:居住环境发生改变,不合适的穿着如宽大的衣服、过长的裤子、不合适的鞋子,不适宜的行走辅助工具、家务劳动(如照顾小孩)、交通损伤等。

(3)社会因素:老年人的教育和收入水平、卫生保健水平、享受社会服务和卫生服务的途径、室外环境的安全设计,以及老年人是否独居、与社会的交往和联系程度等都会影响其跌倒的发生。

(二)老年期认知障碍患者跌倒的临床表现

老年人跌倒后常表现为骨折、关节脱位、出血、疼痛、扭伤和软组织损伤等,

5.0%~15.0%会造成脑部损伤、软组织损伤、骨折和关节脱臼等并发症。老年人跌倒后易骨折的部位有髋部、肱骨外髁颈及桡骨远端的骨折、脊柱压缩性骨折等。因骨折断端损伤周围的血管而出现出血及血肿、疼痛,严重的可引起躯体严重器质性损伤,可出现休克等临床表现。髋部骨折等引起老年人的活动能力严重受损,已成为老年人伤害的首位死因。另外,跌倒所致的颅脑损伤,可直接导致死亡。老年人跌倒后因卧床或伤残肢体制动等导致肌肉萎缩、骨质疏松,甚至关节挛缩等,部分患者可伴发多种继发性损害,如压疮、吸入性肺炎、便秘、泌尿系统感染、血栓性静脉炎和栓塞等,严重者可出现终身残疾,甚至死亡。

三、老年期认知障碍的跌倒防范与管理

(一)老年期认知障碍患者跌倒的紧急处理

老年期认知障碍患者跌倒后不要急于扶起,要分情况进行现场处理。

1. 确认伤情　对于认知功能障碍轻微、合作的患者,首先了解其对跌倒过程是否有记忆,如不能记起跌倒过程,提示可能为头晕或脑血管意外,检查是否有剧烈头痛或口角歪斜、言语不利、手脚无力、感觉异常和大小便失禁等,警惕是否为脑卒中,处理过程中注意避免加重病情;检查有无骨折,查看有无肢体疼痛、畸形、关节异常、肢体位置异常等,以确认骨折并适当处置。对于认知功能障碍明显、不能有效沟通交流的患者要仔细观察患者的表情,与既往表现是否有不同,查看身体部位、监测生命体征等,再结合周围物品摆放的距离,是否有明显的移位,物品有无变化,物品坚硬、损坏程度等间接判断跌倒时撞击的严重程度,以确认伤情做好进一步处理准备。

2. 正确搬运、处置　跌倒初步确定伤情后,进行生命体征的测量,包括血压的测量、瞳孔的观察,如需搬运应保证平稳,尽量保持平卧姿势。有外伤、出血者立即止血包扎并进一步观察处理。对跌倒后试图自行站起的患者协助其缓慢起立后采取坐位或卧位并休息,继续观察病情。对跌倒后意识不清有呕吐者,将头偏向一侧,并清理口腔、鼻腔呕吐物,保持呼吸道通畅;伴有抽搐者,移至平整软地面或身体下垫软物,防止碰、擦伤,必要时使用牙垫,防止舌咬伤,注意保护抽搐肢体,防止肌肉、骨骼损伤;对呼吸心跳停止者,应立即进行胸外心脏按压、口对口人工呼吸等急救措施。

(二)老年期认知障碍患者跌倒的一般处理

1. 病情观察　严密观察患者意识状态和生命体征的变化,观察瞳孔大小及对光反射,警惕内出血及休克征象。

2. 跌倒后的长期照护　大多数患者跌倒后伴有不同程度的躯体损伤,从而导致长期卧床。对于这类患者需要提供长期照护:①根据患者的日常生活活动能力提供相应的基础护理,满足其日常生活需求;②预防压疮、肺部感染、泌尿系统感染等并发症;

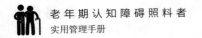
③指导并协助患者进行相应的功能锻炼、康复训练。

(三)老年期认知障碍患者跌倒的预防

1. 增强防跌倒意识　日常照护中对认知功能障碍轻微的患者应加强跌倒相关知识的健康教育，为其提供可行的跌倒预防措施。患者因缺乏自理能力，对于各种信息资源可及性较低，故要积极营造条件，方便患者接收信息，能够使其掌握一些预防跌倒的信息以减少跌倒的风险。健康教育能够提高认知功能障碍轻微患者跌倒防范态度和认知，从患者对于跌倒风险的自身评价入手，使其掌握运用防范跌倒的相关知识，对预防跌倒有一定的作用。

2. 合理用药　老年期认知障碍患者的用药种类多，多种药物相互作用也可能产生跌倒的不良反应，某些药物的副作用也会增加跌倒的风险。因此，指导患者合理正确用药，及时停服不必要的药物，能够有效降低跌倒的发生率。另外，补充维生素 D 和钙剂对缓解骨质疏松、预防跌倒的发生，尤其是对预防女性患者跌倒的发生更加有效，因为老年女性雌激素水平的下降、钙流失更加明显。据日本相关研究报道，跌倒所致骨折的发生率女性(12.20%)高于男性(4.50%)。

3. 适宜运动锻炼　指导患者坚持适宜、规律的体育锻炼，如手指操、太极拳、散步、慢跑等。有效的功能锻炼包括力量和平衡的训练，不仅能够增加患者的肌肉强度，而且能够提高其身体控制能力，对预防患者跌倒起到较强的作用。国内老年期认知障碍患者的家庭照护工作普遍由家属或保姆承担，照料者往往缺乏相关延缓功能丧失的锻炼知识，所以应加强对照料者的培训，以促进患者居家防跌倒功能锻炼的开展，从而减少跌倒发生后的相关损伤。

4. 创造安全的环境　协助患者营造安全的照护环境，对跌倒的发生有预防意义。让患者衣着舒适合身，避免穿着过于紧身或过于宽松的服饰，以防行走时绊倒；鞋子尺码合脚，尽量避免穿拖鞋、高跟鞋、鞋底过于柔软或过大的鞋。要经常提醒患者、家属及照料者，共同维护患者的安全。有资料显示：开展居家环境跌倒危险评估、提供降低跌倒风险的信息、改善居家设施、提供技巧和平衡训练方法等干预措施，能够有效降低老年人跌倒风险。入户发放防滑垫、街道政府安装扶手、夜间照明时使用地板光路、提供远程协助和督促整改等措施，亦能够有效降低居家患者跌倒的发生率和跌倒后住院率。

5. 选择合适的辅助工具　老年期认知障碍患者使用保护器具能够有效预防跌倒或减少跌倒后损伤(例如护膝、软垫、髋部保护工具、防滑鞋、轮椅等)，能够在一定程度上补偿其因某方面功能缺失而造成的跌倒。髋部保护工具是减少跌倒后伤害的工具之一，如果使用得当，会降低患者跌倒的发生率。当前髋部保护工具的应用不广泛，主要是由于舒适性和实用性较差，还有待于进一步研究。将拐杖、助行器及经常使用的物件等放在患者触手可及的位置；有视觉、听觉及其他感知障碍的，应佩戴视力辅助设备、助听器等辅助工具。

6.调整生活方式 日常生活中上下楼梯尽量不走台阶。走路时保持步态平稳,动作要慢,避免携带过重的物品及去湿滑的地方走动。严禁患者独自活动或去人多的地方。改变体位时避免过急过快,在转身、转头时动作要缓慢。睡前不要过多地饮水,以免夜间多次起床如厕,必要时夜间可在床边放置坐便盆。

7.合理饮食,防止骨质疏松 指导患者膳食营养,保持饮食均衡,适当补充维生素D和钙剂,增强骨骼强度,降低跌倒发生后损伤的严重程度。

8.进行心理调适 部分患者对跌倒会产生恐惧心理,害怕发生跌倒而不愿意活动,造成多卧床。要注意及时疏导患者,调整情绪,保持良好的心理状态,正确对待日常生活环境和生活习惯等,从而进一步降低跌倒的发生率。

9.实施综合预防措施 老年期认知障碍患者的跌倒因素复杂繁多,单独控制一种影响因素往往达不到很好的防控效果,对多因素的综合控制及危险防范,能够达到一种共生效应,对预防跌倒起到更好的作用。文献报道,开展系统个性化的综合干预能够使其跌倒发生率和跌倒所致的损伤下降近30%。

跌倒不仅是突发事件,也是老年人致伤和致死的重要原因,严重影响老年人的身心健康,给家庭及社会带来巨大负担,老年医学已将跌倒列为老年病综合征之一。老年期认知障碍患者常常由于存在精神行为异常,以及步态不稳、身体平衡功能紊乱等运动功能损害,以致跌倒风险显著增加。随着社会老龄化进程的加快,老年期认知障碍的跌倒问题日益突出,掌握预防、处理老年期认知障碍患者跌倒的相关技巧需要医护人员、家庭及社会共同参与,从而更好地来维护老年期认知障碍患者的身心健康,提高认知障碍患者的生活质量,进一步减轻家庭与社会负担。

（周凤亚）

第五节　老年期认知障碍的服药管理

一、概述

老年期认知障碍的治疗方法多种多样,包括药物治疗、物理治疗、免疫治疗、基因治疗和神经心理治疗等方法。目前,药物治疗仍旧是老年期认知障碍的治疗主体。老年人随着年龄的增长,会伴有相应的器官、组织结构的退化,生理生化功能的减退,机体内环境稳定机制的下降,神经、内分泌、免疫等系统的生理、生化功能发生特征性改变,这些改变与老年人药物治疗的疗效和安全性密切相关。老年期认知障碍患者常合并多种内科疾病,患者服用药物品种较多,服药时间要求高,对患者的记忆和认知要求更高。其次老年期认知障碍患者受疾病影响会出现不配合或者拒绝服用药物、漏药、错误用药等,所以老年期认知障碍患者的服药管理就显得至关重要。这些生理、病理

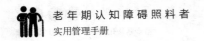
的变化都需要照料者对药物知识有一个很好的认识和掌握,从而对患者服药安全的各种因素进行系统总结,确保患者服药安全。本节主要阐述老年期认知障碍患者的服药管理。

二、老年期认知障碍患者的药物治疗

(一)药物种类

脑功能改善药可以促进脑组织新陈代谢,促进或改善脑血液循环,补充脑发育的营养物质。该类药可增强机体的抵抗力,对神经细胞的发育及轴突的生成都有良好的作用。目前临床用于脑功能改善及记忆障碍的药物按作用机制可分为酰胺类中枢兴奋药,如吡拉西坦、茴拉西坦、奥拉西坦;乙酰胆碱酯酶抑制剂,如多奈哌齐、利斯的明、石杉碱甲;其他类,如胞磷胆碱钠、艾地苯醌、银杏叶提取物等。

(二)药物的作用特点

1. 酰胺类中枢兴奋药 该类药可作用于大脑皮质,激活、保护和修复神经细胞,促进大脑对磷脂和氨基酸的利用,增加大脑蛋白质的合成,改善各种类型的脑缺氧和脑损伤,提高学习和记忆能力。同时本类药物可促进突触前膜对胆碱的再吸收,影响胆碱神经元修复传递,促进乙酰胆碱合成。代表药物有吡拉西坦、茴拉西坦、奥拉西坦。

2. 乙酰胆碱酯酶抑制剂 本类药物通过抑制胆碱酯酶活性,阻止乙酰胆碱的水解,提高脑内乙酰胆碱的含量,从而缓解因胆碱能神经功能缺陷所引起的记忆和认知功能障碍。代表药物有多奈哌齐、利斯的明、石杉碱甲。

3. 其他类 其他脑功能改善及抗记忆障碍药物有胞磷胆碱钠、艾地苯醌、银杏叶提取物等,可以改善脑组织代谢,促进大脑功能恢复、促进苏醒。艾地苯醌可激活脑线粒体呼吸活性,改善脑缺血部位的能量代谢,改善脑内葡萄糖利用率,使脑内 ATP 产生增加,进而改善脑功能。银杏叶提取物可清除氧自由基生成,抑制细胞脂质过氧化,促进脑血液循环,改善脑细胞代谢,进而改善脑功能。

(三)药物的不良反应

1. 酰胺类中枢兴奋药 吡拉西坦常引起兴奋、易激动、头晕和失眠等,偶见轻度肝功能损害、体重增加、幻觉、共济失调、皮疹;茴拉西坦常引起口干、嗜睡、全身疼痛;奥拉西坦常引起前胸和腹部发热感、肝功能异常。

2. 乙酰胆碱酯酶抑制剂 多奈哌齐常引起幻觉、易激惹、攻击行为、昏厥、失眠、肌肉痉挛、尿失禁、疼痛;服药后少见癫痫、心动过缓、胃肠道出血、胃和十二指肠溃疡、血肌磷酸酶浓度的轻微增高;服药后罕见椎体外系症状、房室传导阻滞、潜在的膀胱流出道梗阻。利斯的明常引起嗜睡、震颤、意识模糊、出汗、体重减轻;服药后少见晕厥、抑郁、失眠;服药后罕见胃或十二指肠溃疡、心绞痛、癫痫。石杉碱甲偶见乏力、视物模糊。

(四)药物使用注意事项

(1)由于老年人的肾脏清除率和肝脏代谢功能下降,用药时应从低剂量开始,小剂量逐渐增加,适当延长加药时间。肝功能不全患者对多奈哌齐的清除时间减慢 20%,故需适当减量。

(2)药物的不良反应可能在老年患者中表现得更为突出,使用中应该特别谨慎。乙酰胆碱酯酶抑制剂可能引发剂量依赖性胆碱能效益,故应从小剂量用起,并依据其反应和耐受性增加剂量。以下情况慎用:病态窦房结综合征或其他室上性心动过速阻滞、消化道溃疡、哮喘、慢性阻塞性肺疾病(慢阻肺)、癫痫、膀胱流出道梗阻、严重肝功能不全的患者。

(3)由于老年期认知障碍疾病复杂,存在多种因素,因此联合用药可能会取得较好的效果。促认知药物作用比较轻微,效果也逐渐出现,常常需要 2~4 周开始见效,8~12 周达到高峰,因此需要经过足够的疗程(一般为 3~6 个月)后才能评定效果。

三、老年期认知障碍患者服药安全性的影响因素

(一)患者因素

药物摄入体内,由消化道吸收,经肝脏代谢,随血液循环分布于全身,主要由胆道和肾脏排泄。进入老年期后,身体各系统功能有不同程度下降。药物之间相互作用改变,使得不良反应发生率上升。老年期认知障碍患者病情不一,所服用的药物种类、剂量等也存在着较大的差异,加之患者配合程度较低,使得在服药过程中安全隐患增大的患者常患有多种疾病,同时需服用多种药物,选择不同的服药方法,用药过程中可出现的不良反应(如恶心、呕吐、体位性低血压、食欲减低等)也随之增多,导致患者的用药依从性降低,出现拒服、拒用的情况,影响治疗效果与安全性。

老年期认知障碍患者由于认知功能的明显下降,在服药期间就存在着更多的安全隐患,如误服、漏服、多服和服用变质、过期的药品等,给身体健康带来危害。还有一部分患者会出现妄想或幻想症状,患者受到这些症状的影响出现拒绝服药行为,从而导致服药依从性差,治疗效果不显。有研究调查发现,25.6%的认知障碍患者出现漏药、忘记服药情况,37.3%的患者出现幻觉、妄想等精神病症状而拒绝服用药物。

(二)照料者因素

目前,老年期认知障碍患者的照料者基本为其家属,或是外请保姆,照料者对老年期认知障碍患者的安全服药知识掌握不全、重视程度不够。在对药品的名称、剂量、服

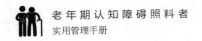
用方法、注意事项等缺乏了解,对患者拒服药物缺乏耐心、处理方法欠缺,对服药过程中所存在的各类安全隐患,未能及时识别并做出恰当的处理等,这些均会影响患者用药安全。

(三)药物因素

老年期认知障碍患者常伴有其他疾病,常见有高血压、冠心病、糖尿病、帕金森病等,多种疾病在身,服用药物品种较多,药物使用对躯体又会产生一定影响。同时,老年期认知障碍患者服用的某些药物,也会导致服药安全性问题出现,多种药物联合使用,使其相应成分在体内产生相互影响,从而影响药物疗效,甚至发生严重的不良反应。

四、老年期认知障碍患者的服药管理

(一)健康教育

健康教育对于提高老年期认知障碍患者的用药安全性、减少用药差错有着十分重要的作用。

1. 照料者 照料者对患者进行有效的照料,对于老年期认知障碍患者的治疗和康复有着十分重要的作用。所以我们要协助照料者,全面掌握患者的基本情况,包括患者的爱好、生活习惯等,并根据患者的不同特点进行有针对性的照护。指导照料者,尽快熟悉患者所服用的药物种类,服药的方法、时间,以及相关药物所致的常见不良反应。重视患者药物管理的重要性,对患者服药过程中所存在的服药依从性差、拒药、扔药或藏药等各类安全隐患能有足够认识并指导照料者掌握恰当的处理方法。必要时陪同患者前往精神科医疗机构就诊。

2. 老年期认知障碍患者 要充分了解老年期认知障碍患者的基本情况,再根据不同状况实施相应的健康教育。对于早期患者,由于其接受、理解与记忆功能尚可,此时给予正确的健康教育与引导,尚能使患者配合服药。宣教时,建议采用一对一面谈的方式,可以充分体现对患者的关心,使患者更容易接受。中期患者由于记忆力下降日益严重,变得前事后忘,会记不住自己的家庭住址,忘记亲人的名字,对口语和书面语言的理解困难,思维内容越来越贫乏,此时应重点教育指导患者保持心情舒畅,稳定情绪,药品由照料者保管。患者烦躁、焦虑不安时应及时给予安慰,疏导患者,多与患者进行思想感情交流,满足其合理要求。晚期患者一般已不知道自己的姓名和年龄,更不认识亲人,患者只能说简单的词汇,只有自发语言,最终完全不能说话,此时应在生活上给予更多关心帮助,应多陪伴患者,协助患者在熟悉的环境中生活。

(二)安全服药策略

老年期认知障碍患者由于记忆力下降出现错误用药、漏药或者忘记吃药等症状,极不利于患者病情的治疗与康复。因此,要加强对老年期认知障碍患者的服药管理。

1. 药物的正确保管方法　药物应在避光阴凉干燥处保存。内服药与外用药分开保管,并由照料者协助保管。有些药物,如水剂、眼药水等,必要时放入冰箱保管。一个瓶中或盒中不要放入多种药物。对要服用的药物,分日分时,按照每日服用的品种、剂量分别集中保管,以免错服、漏服。有些药物在光的作用下易分解失效,需要避光保存。照料者应保留患者服用药物的相关信息,以便下次就诊时告知医生。

2. 药物的正确服用方法

(1)口服液:根据患者的吞咽能力适当调整液体的黏稠度,便于服用。可加入增稠剂使之成糊状,也可和米糊混合等。味苦的药可以适当放一些白糖等减弱苦味。

(2)粉剂:将药物包裹在胶囊内,或与增稠剂及少量水混合后置于舌后方。

(3)片剂、胶囊剂:对难以吞咽的胶囊或者片剂,可给予研碎后用温开水冲服,或放入食物中一起吞服。舌下含服的药物是经过舌下静脉吸收的药物,应将药物置于舌下,使其慢慢融化吸收,注意不要使患者喝水或者吞服。多种药物同服时,要注意药物间的相互作用。

3. 药物的正确服药时间　要让患者根据医嘱准确、定时服用药物,保持药物在血液中的有效浓度,不能随便提前或延迟服用。餐前服用药物,应选择药效易于发挥的药,如部分降糖药、止吐增加食欲的药物等。餐后服用药物,主要为对胃有刺激的药,趁胃内有残留食物时服用,可减少对胃黏膜的刺激。在安排用药时间与用药间隔上,应根据医嘱及药物说明书执行,同时要考虑患者的作息时间。

4. 服药注意事项　服药前照料者必须确认药物的种类和剂量,同时将药物包装剥离后再给患者服用,以免患者误吞包装。

(1)尽可能让患者坐起服药,以防止呛咳、误咽。同时鼓励患者喝一些温水湿润口腔,防止口腔干燥,使药物黏附于口腔内难以下咽。

(2)用温开水送服,勿使用茶水送服,以免影响药物吸收。服药后检查口腔,确保药物全部服下。同时,协助患者继续保持坐位 30 分钟左右,观察有无异常情况。

(3)服药后继续指导患者适当多喝水,以加快药物溶解吸收,避免药物附着于食管或胃而引起溃疡。

5. 误服药物的处理

(1)如误服少量维生素类、滋补类、健胃类药物,可暂不处理,或可多饮水,使药液稀释并从尿中迅速排出,并密切观察病情,一旦出现异常情况,及时送医院治疗。

(2)如误服催眠药、外用药,应立即饮用黏膜保护剂,如牛奶、豆浆等。或刺激咽喉进行催吐等急救措施,并送往医院进行救治。此时,应将误服药物瓶一同带去,以便医生选择适当的洗胃液。

(3)如误服常见的内科药物时,先采用刺激咽喉进行催吐等急救措施,再根据误服药量的情况进行对应处理。如误服少量降压药物可暂时观察,让患者卧床休息,防止体位性低血压引起跌倒。误服少量降糖药物时,适当饮用糖水观察血糖的变化。一旦出现血压、血糖过低,应及时送医院就诊。如误服剂量较大,及时送医院救治。

(4)如误服了腐蚀性很强的酸、碱类物质,如盐酸、来苏尔等,应立即喝生鸡蛋清、牛奶、豆浆等,以保护食管和胃黏膜,并及时送往医院处理。

6. 拒绝服药的处理

(1)老年期认知障碍患者出现偏执、情绪不稳等精神行为障碍症状,可表现为拒服、扔药或藏药的行为,患者无法正常经口服药,此时建议将患者送往医疗机构进行综合诊治。

(2)患者因心理因素而拒绝服药,如因自理能力下降,失去治疗信心,而出现情绪低落、抑郁等,担心自己的疾病给家人带来负担。此时,照料者需要鼓励患者表达自己的内心感受,了解患者拒药的原因,耐心做好疏导工作。

(3)对于因多种用药造成不良反应而拒绝服药的,应及时与医生沟通,必要时调整治疗方案,以提高患者的服药依从性。

7. 吞咽功能障碍患者的服药策略 老年期认知障碍患者发展到疾病后期可能出现吞咽功能退化,患者不能吞服药物甚至不能自行进食。此时,治疗上需要通过鼻饲保证营养剂、水分的补充,也可以通过鼻饲途径服药,同时建议患者及时去专科医院就诊,接受进一步系统、规范的诊疗。

老年期认知障碍患者因疾病导致患者智力与记忆力下降,部分或全部丧失自理能力,容易漏服、忘服、错服或多服药物等情况发生,所以在老年期认知障碍患者服药过程中,照料者的角色非常重要。照料者需要接受服药管理的健康教育,对治疗药物有相应的了解,对药物的正确服用时间、方法、突发情况的处理等均须了解或掌握,只有这样,才能落实好服药管理,保障好患者服药安全,从而更好地维护老年期认知障碍患者的身心健康。

(朱丽萍)

第六节　老年期认知障碍的社区照料

一、概述

社区是指一定的地理区域,如城市的街道、农村的乡镇,是一个基层行政单位,有一定的地域,是该区域居民政治、经济、文化生活中心,有其特定的行为规范和生活方式。

老年期认知障碍患者的社区照料是以社区为中心,通过相应的组织形式和可能采取的措施来开展卫生服务,从而使社区内的认知障碍患者具有良好的社会适应能力与日常生活自理能力,进一步提高社区人群的健康水平。

在社区的层面上实施和研究老年期认知障碍的预防、治疗及康复是社区精神医学的重要任务之一。社区精神医学的兴起，是生物医学模式向生物、心理、社会医学模式转变的必然产物。本节主要阐述老年期认知障碍患者相关社区照料的内容。

（一）老年期认知障碍（AD）

AD 不仅是单纯的医学问题，也是严峻的社会问题。由于 AD 是一种进行性疾病，无特效的治疗方法，且不可逆转，目前仍不能完全治愈，因此防治 AD 的关键在于早期预防和干预。越来越多的研究者将目光锁定在介于增龄相关记忆障碍和早期老年性痴呆之间的过渡状态——轻度认知功能障碍（MCI）。研究发现，MCI 向 AD 的年转化率约为 12%，较普通人群中 AD 的年发病率高 10 倍。加强对 MCI 患者进行早期发现、早期干预，可延缓或阻止病情进展为 AD，因此加大对 MCI 的早期干预力度，可显著降低 AD 的发病率，对提高老年人的生活质量、减轻家庭和社会负担具有重要意义。

（二）社区照料

1. 社区照料的概念　社区照料是社区卫生服务工作的重要组成部分，是实现世界卫生组织（WHO）提出的"人人享有卫生保健"这一全球战略目标的根本途径。社区照料不同于医院照料，它是指由受过特别训练、经验丰富的专业护士，将护理照料服务扩展到医院外，深入到社区、家庭中，通过提供预防保健、康复护理、健康咨询与宣教等服务，来满足人们的各种卫生保健要求，维护人民健康的一种护理照料形式，是一种全科的、完整的、多方位的、贯穿整个生命过程的连续性的护理保健服务。

2. 社区照料的特点

（1）以促进和维护健康为中心：社区照料的主要目标是通过护理照料服务促进和维护人群的健康，提高社区人群的身心健康水平，所以预防性服务是社区照料工作的主要目标和工作重点。

（2）面向整个社区人群，以社区人群为重点：以个人、家庭、社区人群为服务对象，但其工作重点是群体，即社区照料的对象是社区全体人群，即包括健康人群和患病人群。

（3）具有高度的自主性与独立性：在社区照料过程中，社区护士往往独自深入家庭，面对服务对象，针对不断变化的健康问题进行各种护理照料，工作范围广，涉及内容多，这就要求社区护士必须具备较强的认识问题、分析问题、解决问题和应急处理的能力，即独立工作能力、高度的自主性和果断的应变能力，以便及时解决各类问题。

（4）长期性、连续性、综合性、可及性护理照料服务：社区照料为社区居民提供基本的卫生服务，是社区与居民联系的纽带。居民与社区的依存关系，决定了社区护理照料服务的长期性。这就要求护理照料服务不因服务对象某一健康问题的解决而中断，而是要在不同的时间、空间范围内提供连续的、全面的整体护理。同时,社区护理照料工作内容广泛而复杂、服务对象繁杂,所以决定了社区护理照料服务必须是动态、综合的,带有全科性质的服务。社区照料以社区为范围,使社区人群在需要时能及时得到相应的服务,这种服务应就近、方便、可及,以满足社区人群的健康需要。

(5)团队协作精神:社区照料广泛且复杂的工作内容要求社区护士具备团队工作的精神。社区护士在工作中不仅要与卫生保健人员密切合作,还要与社区居民、社区管理人员等相关人员密切协调,社区照料工作是团队工作,只有密切配合与协调好各级人员,才能为社区提供完整而系统的综合性健康服务,最终达到实现健康社区的目标。

3. 社区照料工作的内容

(1)家庭医疗护理照料:随着社区卫生工作的开展,大量不需要特殊仪器和技术处理的疾病,均可通过社区和家庭服务来满足患者的需要。

(2)预防保健护理照料:社区人群中的老年人、婴儿和孕产妇是社区照料的重点服务对象。他们正处于人生的特殊阶段,面对的健康问题较多,社区护士可以为他们提供以预防保健为主要内容的社区护理照料服务。

(3)康复护理照料:由于社区人口老龄化问题比较突出,同时人们对生命质量的期望越来越高,社区康复护理照料的需求日益增长。康复医疗的主要对象是处于相对稳定状态的残疾人、慢性病患者、老年人,其目标是使他们最终在身体、心理、社交和职业等方面获得最大潜能,提高生活质量,融入社会。

(4)健康教育和保健指导:为了实现 WHO 的全球卫生目标,护理照料工作的切入点从关注个体疾病转入到关注个体的整体及人群群体。通过对居住环境、个人卫生、生活习惯的干预性教育,达到预防疾病、控制感染、自我保健的目的,最终建立和形成有益于健康的行为和生活方式。

(5)善终服务:是社区护理照料的另一个重要内容,通过为濒临死亡的患者及家属提供护理照料服务,使患者找到生存的意义和生命的价值,并能维持一个良好的生活质量。

社区照料是一种新型的护理照料模式,目前绝大多数 MCI 患者生活在社区和家庭,因而社区照料在治疗或延缓其病情方面就显得尤为重要。同时,我国绝大部分 AD 患者都是在家中由家人或保姆照顾,只有不到10%的 AD 患者选择在各类医疗机构接受护理。居家照料者大多文化水平参差不齐,对疾病方面认识了解不够全面,缺乏专业护理照料技能的培训与指导,导致患者不能得到专业的照护,病情迁延不愈或逐渐恶化,严重影响了患者的生存质量,给社会和家庭带来沉重的负担,造成了严重的社会问题。

二、老年期认知障碍患者社区照料现状

(一)缺乏社区照料活动的有效管理机制

目前,我国针对老年痴呆患者的社区卫生服务项目甚少,政策层面上的支持和资助更是亟待发展,所以我国对老年痴呆患者的照护仍以家庭照护为主,社区干预政策和管理手段尚处在起步阶段,社区卫生服务更多的是针对疾病症状的处理和个体的护理指导。虽然部分地区已经设立了社区卫生服务站,开展了社区护理照料工作,但其管理部门的系统性、规范性仍不够完善,管理策略不明确、重视不足、资源缺乏等,没有完全走向家庭和社会,最终还是以家庭照护为主,而单一的家庭照护已远不能满足痴呆老年患者的照护需要。

(二)缺乏社区护理照料的专门人才

我国由于各级部门对社区护理照料工作不够重视,缺乏有关培养社区护士的规定及指导,影响了有关单位对社区护理照料人才的培养。现行的医学院校护理专业教育大多以培养临床护理工作人员为目标,对社区护理照料理论知识的教育严重不足,因而护理专业毕业生对社区护理照料也缺乏足够的知识和技能,对社区护理照料事业的重要性认识不足,择业就业时仍然只将视野放在临床护理领域而不愿意从事社区卫生服务工作,因此社区护理照料发展程度总体较低,社区护理照料的专门人才相对紧缺。另外,专门从事社区护理照料的人员对于老年期认知障碍这种特定疾病,对其危险因素、临床表现、预防与护理等专业知识的了解较为薄弱。

(三)居民对社区照料了解不深入,不能有效利用社区照料资源

作为发展中国家,我国城乡间经济发展水平和社会文明程度存在一定的差距,一些落后地区居民的健康观念还没有完全转变,仍停留在求医治病的被动阶段。他们对社区护士的价值不能充分认可,尤其是对社区护士独立自主地完成社区卫生保健服务的质量和效果持怀疑态度,社区居民对护理工作的重视性较低。这是导致社区卫生服务不能迅速普及、社区卫生服务资源不能得到最大限度开发利用的重要原因。民众对MCI的了解和重视程度本身就不足,对社区护理照料在MCI早期干预、延缓恶化方面可能产生的积极作用更缺乏了解,因而寻求社区护理照料就更缺乏自觉性。

三、老年期认知障碍患者社区照料内容

(一)健康教育

定期开展有针对性的健康教育是建立良好社会支持及落实社区照料干预措施的

有力保障,尤其是对于缺少医学知识的家庭,通过集中健康教育,使患者和家人充分了解老年期认知障碍的临床表现、转归及早期干预目的,不仅可提高患者自身对干预措施的接收度和主动性,还可增进家属的理解和支持,起到很好的督促作用。

健康教育的有效开展,需要医务人员掌握专业的知识技能,社区护士及其他医务人员要有针对性且多样化地实施健康教育策略,如健康讲座、技能训练、电话回访、家庭访视等,进行疾病相关知识、生活方式、认知功能训练、社会心理干预等指导,使他们能在日常生活中纠正不健康的行为习惯,学会自我预防并早期发现 MCI。要对社区所有居民宣传敬老爱老美德,引导群众多关心老人,善于观察老人的行为、情绪、语言等方面的变化,做到早预防、早发现、早干预、早治疗、早康复。此外,还可以通过建立社区 MCI 和 AD 患者健康档案,动态监测患者的认知功能。在进行健康教育时需要注意:服务时间上要求长期而连续;重点强调患者的自觉性和主动性,不仅是机械地参加定期的健康教育活动,更重要的是掌握干预策略,融入自己的日常生活中,实现自我健康管理;重在照料者或家属参与,充分协助和监督患者完成认知干预,协助医务人员对病情的掌控。

(二)饮食指导

据有关文献报道,认知功能障碍与维生素 C 和维生素 E 的摄入不足密切相关,因为维生素 C 和维生素 E 等抗氧化营养素可减轻体内脂质的过氧化,提高氧化酶的活性,延缓衰老,预防痴呆的发生。有病例对照研究显示蔬菜、不饱和脂肪酸和较高的地中海式饮食有利于改善认知功能。地中海式饮食是以自然的营养物质为基础,包括橄榄油、蔬菜、水果、鱼、海鲜、豆类,加上适量的红酒和大蒜,再辅以独特调料的烹饪方式,是一种特殊的饮食方式。在这种饮食结构中,脂肪产生的总热量占每日热量的 25%～35%,饱和脂肪酸占 8%或更少。英、美两国在《老年痴呆预防指南》中指出,地中海式饮食可使患者患 MCI 的概率下降 28%,并使 MCI 转为 AD 的概率下降 48%,强调低盐,每人每天摄入盐量不超过 6 g;避免进食含有饱和脂肪酸的食物,避免摄入反式脂肪和饱和脂肪,如避免食用全脂乳制品、红肉、快餐、油炸食品、加工食物等,建议进食一些对心脏有益的食物;增加新鲜水果、蔬菜及谷物摄入量可以在一定程度上降低患老年痴呆的风险,确保摄入充足的 ω-3 脂肪酸,如深海鱼类(三文鱼、金枪鱼、鲑鱼、沙丁鱼等),或者补充深海鱼油;建议少食多餐,规律饮食使血糖稳定在一定的水平;每天喝 2～4 杯绿茶被证实可以有效预防老年痴呆。

2013 年 7 月 19 日在华盛顿举行的营养与大脑国际会议为公众推荐了一套初步但实用的预防 AD 的饮食指南,内容包括:

(1)减少饱和脂肪酸和反式脂肪酸的摄入。

(2)蔬菜、豆类(黄豆、豌豆和扁豆)、水果、全麦食品应取代肉类和奶制品,成为日常饮食的主要食物。

(3)维生素 E 应来自食物,而不是补充剂,富含维生素 E 的健康食物来源包括杧果、木瓜、鳄梨、番茄、红椒和菠菜,尤其是坚果、种仁和油。维生素 E 的推荐日摄入量是 15 mg。

(4)每天的食谱应包括一种提供维生素 B_{12} 的可靠食物,如强化食品或能够提供至少 2.4 ug(成年人)维生素 B_{12} 的替代食品。

(5)如果使用复合维生素,应选择那些不含铁和铜的复合维生素,只有在医生的指导下才服用铁补充剂。

(6)尽管铝在 AD 中的作用仍有待调查,但那些希望尽量减少其摄入的人可以避免使用炊具、抗酸剂、发酵粉或其他含有铝的产品。

(三)技能指导

1. 基础护理技能指导　指导照料者保持患者皮肤清洁、干燥,每天给予擦身、按摩、活动肢体关节、会阴清洗,对卧床患者每 2～3 小时翻身拍背 1 次,操作时注意保暖,防止肺炎和压疮等并发症的发生。教会照料者进行导管护理,保持导管通畅、固定、清洁或无菌。

2. 喂食技能指导　老年期认知障碍患者注意力难以集中,进食慢,应耐心喂食,少食多餐,按时进食,注意饭菜温度,对有吞咽困难者,应缓慢喂食,给予半流质食物;不知饥饱抢食者要进行控制;对不能进食或吞咽困难者,必要时给予鼻饲,告知照料者鼻饲的方法及注意事项,并定时给予更换鼻饲管。进餐时宜取坐位或半坐位,速度不宜过快,每次喂食量以半勺为宜,有呛咳者应等待一会再进食或暂时避免进食,同时避免进食流食,进食后半小时继续保持坐位或半坐位,半小时后方可再躺卧,以避免食物反流,导致窒息危险。

3. 服药护理指导　老年期认知障碍患者常忘记吃药、吃错药、过量服药等,照料者应全程陪伴,帮助患者定时定量服药,督查患者服下,并注意观察服药后患者的反应。社区护士指导照料者熟悉药物的名称、剂量与用法。每次喂药后应检查患者是否全部咽下,防止患者将药物吐掉,对不易吞服的药物可掰成小粒或碾碎后溶于水中服用;对不能吞咽者,应由鼻饲管注入,防止误吸。药物由照料者保管,防止患者自行取用而致误服等意外发生。

(四)运动指导

运动可以改善大脑的代谢活动,适当地缓解睡眠状况,增加胃肠道的蠕动,增加食欲、减少便秘、增强机体免疫力、减少并发症的发生。规律运动可以保证循环系统的有效运作,降低胆固醇水平,使血压维持在相对正常的水平,降低老年痴呆患病率,尤其是患血管性痴呆的风险。同时,运动对痴呆患者注意力的集中和分配、记忆力及执行能力、手足协调性、平衡能力均有一定的维持和促进作用,因而可以延缓认知功能下降。老年期认知障碍患者的运动训练应强调针对性,须根据不同时期患者的不同症状开展有针对性的训练指导。对于早期患者,应指导其尽可能多活动,比如鼓励患者积极参加唱歌、跳舞、下棋、球类等娱乐活动,以维持和保留原有的能力,延缓衰退的速度。对于中期患者,要指导照料者花一定时间与患者一起进行体能训练,做些有意义的活动和运动来消耗过多的体力,转移患者的注意力,减少行为异常的出现,如协助穿衣、做家务等。对于晚期患者,社区护理人员须清楚患者的行为、心理特征,此期患者较多卧于床上,沟通困难,因长期卧床,缺乏主动运动,肌肉开始萎缩,四肢逐渐僵硬,此时要指导照料者陪伴在患者身边,协助患者进行安全、科学的床上被动运动,掌握训练技巧,以延缓肌肉萎缩,提高机体抵抗力。

(五)安全指导

老年期认知障碍患者由于智力下降、反应迟钝、行动不便,容易发生意外。家中需有专人陪伴,不让患者单独外出,患者穿着衣服的口袋里须放置一张标注有家庭地址、联系人及联系电话的卡片,以便及时与患者家人取得联系。要积极为患者提供一个适宜、安全的家居环境,有足够的光线,空气流通,室内温度、湿度适宜。患者衣着要舒适合身,避免穿着过于紧身或过于宽松的服饰,以防行走时绊倒,鞋子尺码合脚,避免穿拖鞋、高跟鞋、鞋底过于柔软或过硬的鞋。老年期认知障碍患者发展到中期时意识容易出现混乱状态,此时应将其置于照料者可观察到的视线范围内,夜间房门须反锁;避免患者接触电、煤气、刀剪、玻璃等危险物品;管理好家中危险的器具,家具摆设要求简单化,不要经常更换位置,以便于患者识别;厕所走廊加扶手、设夜灯,降低床的高度或用床栏,保持地面干燥、防滑、无障碍物,以防患者跌倒等意外发生;照料者要严加管理药物,每餐定时给予,患者拒服时,不能强行给药,可拌入食物中耐心劝其服下,患者由于受疾病影响,不能正确表达服药后所产生的不适,护士要及时向照料者提供药物信息,指导观察药物的不良反应。晚期痴呆患者丧失思维认知能力,可出现幻觉妄想,所以须加强看护,做好保护措施,防止其坠床而引起骨折外伤等意外;对长期卧床、二便失禁患者,要做好皮肤护理,加强擦洗、翻身、按摩,防止压疮;对病情严重者,需让其住院治疗。

(六)认知功能训练

1. 记忆力训练　记忆力下降是老年期认知障碍患者最早出现的症状,随着病情的发展逐渐加重。为了提高患者的认知水平,应反复训练患者的记忆功能,帮助患者回忆往事,可以让患者说出近三年来最高兴或最重要的三件事,并通过家属叙述及与事件相关的图片、物品、书籍、照片等,激发患者的远期记忆。

2. 定向力训练　帮助患者进行定向力训练,包括时间、地点、人物等,在患者卧室设置醒目易懂的标识,使其认识卧室的位置,教患者记住家属、社区医务人员的名字,记住时间、地点、日期等,反复训练,反复测试。

3. 判断、分析能力训练　对患者进行数字排列和简单数字运算的训练,从食品、物品、动植物等项目中,任选一种让患者说出与之同类的东西,并要求分类。

4. 日常生活自理能力训练　照料者尽量让痴呆患者自己料理生活,帮助和训练其穿衣、洗漱、进食、上厕所和做简单的家务,有助于患者维持残存的脑功能,减缓其智力衰退进程。如洗澡过程,可以帮患者放好洗澡水,并调好水温,然后提醒患者自己做下一步动作如脱衣、脱鞋等,若患者实在无法自己完成时,方可去帮助其完成。

5. 娱乐活动训练　多鼓励患者读报、听广播,开展讲故事、唱歌、看电视、玩扑克等娱乐活动。让患者多参与社区组织的活动,既享受生活的乐趣,又锻炼了其记忆和思维能力,提高其认知能力和社会功能。

6. 训练时间　要求照料者每天对患者进行训练,每天 2 次,每次 30 分钟左右。

（七）睡眠指导

老年期认知障碍患者睡眠障碍十分常见,睡眠障碍可能是其危险因素之一。研究证实,老年期认知障碍患者中约半数的正常睡眠节律紊乱或颠倒。对于老年期认知障碍患者,应给予一个良好的休息环境,保证室内适宜的温度、湿度,调节室内光线。制定一个规律的、个性化的作息时刻表,要求按时入睡、按时起床,确保大脑生物钟保持规律应答。卧室内不要放置电视或电脑,睡前洗热水澡,做一些简单的伸展运动,睡前应保持精神放松。建立良好的人际关系、鼓励增加日间活动等有助于患者养成良好的睡眠习惯。

老年期认知障碍患者的社区照料是一项十分艰苦、耐心细致的工作,因此,它更需要社区护士具备良好的人文素养,掌握扎实、广博的医学护理知识,同时还需具备康复训练及健康教育的方法与技巧。社区护士只有提高自身各方面的素质和能力,才能更有效地去指导与提高照料者的护理照料技能,从而减轻老年期认知障碍患者的症状及并发症,延缓病情的发展,进一步提高老年期认知障碍患者的生活质量。

（徐丽芬）

第七节　老年期认知障碍的压疮防范与管理

一、概述

老年期认知障碍是老年期常见的一组临床综合征,常潜隐性起病,逐渐加重而不被注意,直至病情严重时才被家人发现。临床表现多样,主要以痴呆综合征、谵妄综合征,以及躯体疾病伴发的精神异常与神经功能障碍为临床特征,突出表现为记忆、智能、注意力、定向力、人格改变等神经精神活动异常等损害。随着病情的发展,患者认知及社会生活功能渐进丧失,由轻中度痴呆发展至重度痴呆,患者逐渐丧失语言功能、行走功能,甚至移动困难、卧床不起、大小便失禁、进食困难等,容易引起多种并发症,如压疮、泌尿系统感染、肺炎等,并发症是导致患者死亡的主要原因。

压疮(pressure sore)曾被称为"压力性溃疡"。2016年4月13日,美国国家压疮咨询委员会(NPUAP)更新了压疮术语,将"压力性溃疡"更名为"压力性损伤(pressure injury)",是指皮肤和深部软组织的局部损伤,通常位于骨隆突部位或与医疗器械等相关,可表现为完整的皮肤或开放性溃疡,可能伴有疼痛。压疮是全身因素、局部因素综合作用引起的皮肤组织变性、坏死的病理过程,是临床常见的慢性难愈性创面,近年来研究表明,压疮的发病率和患病率一直居高不下。我国一项针对12家教学医院或总医院的多中心临床观察发现,住院患者的压疮患病率为1.58%,发病率为0.63%,多见于长期卧床患者。压疮患者已经形成了一个相对庞大的群体,其临床治疗相对困难,治疗周期长、花费高,给患者和社会带来了沉重的经济负担,而老年人本身是压疮的高危人群,且老年期认知障碍患者后期常伴有其他基础疾病及并发症,甚至出现活动障碍、感觉障碍等现象,使发生压疮的风险增高。因此,做好压疮的防范与管理已成为老年期认知障碍患者诊疗中不可或缺的一部分。

二、老年期认知障碍患者的压疮风险评估与防范

(一)压疮发生的风险性评估

压疮很容易发生,但通过良好的措施可以预防。因此,做好压疮发生的危险性评估非常重要。

1. 危险因素　评估患者发生压疮的危险性,主要考虑下列影响因素:

(1)活动受限:活动障碍是发生压疮的独立危险因素。

(2)意识状态改变或感觉障碍:存在意识障碍的患者,自理能力下降,导致经常意识不到改变体位的需要;皮肤感觉功能障碍会降低人体对不舒适症状的敏感性,所以不会及时移动身体以缓解压力,这增加了皮肤破溃的可能性。

(3)营养不良或水代谢紊乱:营养状况是影响压疮形成的一个重要因素。长期营养不良,肌肉萎缩、皮下脂肪变薄,皮肤与骨骼间的充填组织减少,会使压疮发生的危险性增加。机体脱水时,皮肤弹性变差,在压力或摩擦力的作用下容易变形,而水肿的皮肤,由于弹性、顺应性下降,更容易受损伤,同时组织水肿使毛细血管与细胞间的距离增加,氧和代谢产物在组织细胞的溶解和运送速度减慢,皮肤出现营养不良,容易发生压疮。

(4)局部潮湿或排泄物的刺激:大小便失禁、出汗等使皮肤潮湿,皮肤保护能力下降,细菌易繁殖,皮肤容易发生破损和感染。

(5)其他因素:体温升高导致机体新陈代谢加快,细胞对氧的需要增加,且出汗可

使皮肤潮湿;使用镇静药、催眠药导致患者嗜睡,机体活动减少;慢性阻塞性肺疾患使机体处于缺氧状态等,使压疮发生风险增加。

2. 压疮风险评估量表 可通过评分方式对患者发生压疮的危险因素进行综合分析,筛查压疮发生的高危性,从而采取防范措施预防压疮的发生。目前,常用的压疮危险因素评估表包括 Braden 压疮风险因素评估量表、Norton 压疮风险评估量表、Waterlow压疮风险因素评估量表及 Adersen 危险指标记分法等。应用危险因素评估量表时须根据患者的具体情况进行动态评估,如当患者病情变化时,可对患者进行压疮危险性的再次评估,适当做好记录。

(1)Braden 压疮风险因素评估量表:临床常用,对压疮高危人群具有较好的预测效果,且评估简便、易行。Braden 压疮风险因素评估量表的评估内容包括感觉、潮湿、活动力、移动力、营养及摩擦力和剪切力。总分值范围为 6～23 分,分值越低,提示发生压疮的危险性越高。评分≤18 分,提示患者有发生压疮的危险,建议采取预防措施;15～18 分提示轻度危险;13～14 分提示中度危险;10～12 分提示高度危险;≤9 分则为极易发生压疮(表 3-6、表 3-7)。

表 3-6 **Braden 压疮风险因素评估量表**

项目		分值	评估日期(时间)
感觉:对压力等相关不适的感受能力	完全受限	1	
	非常受限	2	
	轻度受限	3	
	未受限者	4	
潮湿:皮肤暴露于潮湿环境的程度	持续潮湿	1	
	非常潮湿	2	
	偶尔潮湿	3	
	极少潮湿	4	
活动力:身体活动程度	卧床不起	1	
	局限于椅	2	
	偶尔行走	3	
	经常行走	4	
移动力:改变和控制体位的能力	完全不能	1	
	严重受限	2	
	轻度受限	3	
	不受限	4	

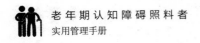

续表

项目		分值	评估日期(时间)
营养:日常食物摄取状态	非常差	1	
	可能不足	2	
	适当	3	
	非常好	4	
摩擦力和剪切力	有问题	1	
	有潜在问题	2	
	无明显问题	3	
得分			
评分者签名			

表3-7　Braden量表计分标准

评分内容	评估计分标准			
	1分	2分	3分	4分
感觉	完全受限:由于意识水平下降或用镇静药后或体表大部分痛觉能力受限所致对疼痛刺激无反应	大部分受限:对疼痛刺激有反应,但不能用语言表达,只能用呻吟、烦躁不安表示,或有感觉障碍,身体一半以上痛觉或感受不适能力受损	轻度受限:对指令性语言有反应,但不能经常用语言表达不适,或有1~2个肢体感受疼痛能力或不适能力受损	无损害:对指令性语言有反应,无感觉受损
潮湿	持续潮湿:每次移动或翻动患者时几乎总是看到皮肤被分泌物、尿液等浸湿	常常潮湿:皮肤频繁受潮,床单至少每天更换1次	偶尔潮湿:皮肤偶尔潮湿,床单需每天额外更换1次	罕见潮湿:皮肤通常是干的,床单按常规时间更换
活动力	卧床:被限制在床上	坐椅子:不能步行活动,不能耐受自身的体重和/或必须借助椅子或轮椅活动	偶尔步行:白天偶尔步行但距离非常短,大部分时间卧床或坐椅子	经常步行:室外步行每日至少2次,室内步行至少每2小时1次(在白天清醒期间)

评分内容	评估计分标准			
	1分	2分	3分	4分
移动力	完全不能移动:在无人帮助下患者不能改变身体或四肢的位置 (相当于肌力0~1级水平)	非常受限:偶尔能轻微改变身体或四肢位置,但不能经常改变或独立地改变体位 (相当于肌力2级水平)	轻微受限:能经常独立地做微小的四肢或身体的移动 (相当于肌力3级水平)	不受限:不需要协助就能完成较大的和经常的体位改变 (相当于肌力4~5级水平)
营养	非常差: a. 从未吃过完整一餐,很少能超过所提供食物的1/3; b. 每日吃两餐或蛋白质较少的食物; c. 摄取水分较少或未将汤类列入日常补充食谱; d. 禁食和/或一直喝清流质或静脉输液>5天	可能不足: a. 罕见吃完一餐,一般仅能吃完所提供食物的1/2; b. 蛋白质摄入仅为日常量(150g左右); c. 偶尔吃完加餐或少量流质或管饲饮食	充足: a. 大多数时间能吃完>1/2所供食物; b. 每日蛋白质摄入在200g左右; c. 偶尔少吃一餐,但常常会加餐; d. 鼻饲或TPN期间能满足大部分营养需求	丰富: a. 每餐均能吃完或基本吃完; b. 从不少吃一餐; c. 每天通常吃≥200g优质蛋白质(如肉、鱼、蛋等); d. 不要求加餐
摩擦力和剪切力	存在问题: a. 需要协助才能移动患者; b. 移动患者时皮肤与床单表面没有完全托起; c. 患者坐床上或椅子时经常出现向下滑动; d. 肌肉痉挛、强直性收缩或躁动不安时会产生持续存在的摩擦力	潜在问题: a. 很费力地移动患者; b. 在移动患者期间,皮肤可能在某种程度上产生滑动以抵抗床单、椅子、约束带的阻力; c. 在床上或椅子中大部分时间能保持良好的体位,偶尔有向下滑动	不存在问题: a. 在床上或椅子上能够独立移动; b. 移动期间有足够的肌力完全抬举身体及肢体; c. 在床上或椅子上所有时间内都能保持良好的体位	

(2)Norton压疮风险评估量表:是目前公认用于预测压疮发生的有效评分方法之一,量表评估5个方面的压疮危险因素:身体状况、精神状态、活动能力、灵活程度及失禁情况。分值越低,表明发生压疮的危险性越高。评分≤14分,提示易发生压疮(表3-8)。

表 3-8　Norton 压疮风险评估量表

身体状况		精神状态		活动能力		灵活程度		失禁情况	
良好	4分	思维敏捷	4分	可以走动	4分	行动自如	4分	无失禁	4分
一般	3分	无动于衷	3分	需协助	3分	轻微受限	3分	偶有失禁	3分
不好	2分	不合逻辑	2分	坐轮椅	2分	非常受限	2分	经常失禁	2分
极差	1分	昏迷	1分	卧床	1分	不能活动	1分	二便失禁	1分

3. 高危人群　老年人、瘦弱者、肥胖者、营养不良者、大小便失禁者、感觉障碍者、活动或移动障碍者、水肿患者、发热患者、伴有糖尿病的患者。而老年期认知障碍患者常伴随年老体弱、营养不良、大小便失禁、长期卧床等很容易发生压疮的高危因素。因此，多半患者属于高危人群，应定时观察受压部位皮肤情况，采取预防措施，引起照料者的重视。

4. 易发部位　压疮易发生于长期受压且缺乏脂肪组织保护、无肌肉包裹或肌层较薄的骨隆突处。卧位不同，受压点不同，好发部位亦不同。仰卧位：好发于枕骨粗隆、肩胛部、肘部、脊椎体隆突处、骶尾部及足跟部；侧卧位：好发于耳郭、肩峰、肋骨、肘部、髋部、膝关节内外侧及内外踝处；俯卧位：好发于面颊部、耳郭、肩部、女性乳房、男性生殖器、髂嵴、膝部及足尖处；坐（半卧）位：好发于坐骨结节处。

（二）压疮的防范措施

老年认知障碍患者是一个较为特殊的群体，老年人本身表皮再生能力明显退化，皮肤比较脆弱和敏感，有些患者营养吸收功能发生障碍，常伴有其他基础疾病甚至并发症，到了晚期出现感觉、运动功能障碍。因此，对于此类高危人群，照料护理工作更显重要。绝大多数的压疮是可以预防的，做好压疮预防的关键在于加强管理，消除危险因素，要求居家照料中做到"七勤"：勤观察、勤翻身、勤按摩、勤擦洗、勤更换、勤整理、勤关注。

1. 保护皮肤、避免局部长期受压　保持皮肤完整是预防压疮的重要环节，流行病学研究发现，皮肤状态的改变被一致认为是新发压疮的危险因素。

（1）定时翻身：鼓励和协助躯体移动障碍的患者至少每 2 小时翻身 1 次，尽可能避免为患者安置易使红斑区域受压的体位，并视患者病情及局部受压情况及时调整。

（2）保护骨隆突处和支持身体空隙处：正确使用压力减缓用具，常用的有气垫床、翻身床、悬浮床、波浪床、翻身枕、水垫等，也可用支被架减轻被褥对足部的压迫。

（3）避免摩擦力和剪切力：移动患者时要正确使用移动技巧，避免拖、拉、推的动作；在病情允许的情况下，床头摇起应≤30°、侧卧位≤30°，半卧位时，注意防止身体下滑；可在摩擦点处粘贴保护膜以保护皮肤。

（4）气垫床使用注意事项：医用气垫床又被称为"防褥疮床垫"，其可分散长期卧床患者皮肤受压情况,降低局部压力,使细胞不坏死,还可以保持皮肤干燥、减轻汗液浸渍、预防局部皮肤的清润损伤,从而预防褥疮的发生。在居家照料中使用气垫床可以减轻看护人员的照顾压力,延长翻身的时间,但是在使用过程中需注意以下几个方面:①使用气垫床能延长病患翻身时间,但不能完全取代翻身功能;②要注意固定好气泵,将气泵置于干燥、清洁、稳固、牢靠的位置,确保充气连接管路通畅,避免折叠、受压等情况;③待气垫床充气后能承受适当压力时,再将患者移上床;④避免尖锐物品刺破皮囊,对床垫可用软布以清水或中性清洁剂擦拭,勿将床垫暴晒于阳光下,以免气囊的塑胶材料变性损坏;⑤执行床上照护时,需先将气垫床压力调至最低,切勿直接站在充满气的气垫上,以免造成破损。

2. 保持皮肤清洁,避免局部刺激

(1)避免用肥皂、含乙醇的用品清洁皮肤,以免引起皮肤干燥或使皮肤上残留碱性物,可使用 pH 平衡的皮肤清洗剂保持皮肤清洁干燥。

(2)保持床单、被服清洁、干燥、平整、无皱褶、无碎屑。

3. 促进皮肤血液循环 可采用温水浴、按摩等方法促进血液循环以预防压疮,但应注意温水浴的水温不可过高,一般不能超过 40℃;不可按摩或用力擦洗有压疮风险的皮肤,以及应避免按摩骨骼隆起处的皮肤。

4. 改善机体营养状况 根据患者的身体状况制订科学合理的饮食方案,有条件的可请营养师会诊,给予合适的热量和蛋白质的摄入,对于不能正常进食者可考虑鼻饲或静脉高营养,监测饮食摄入和排泄情况。

5. 健康教育 患者及照料者需充分认识预防压疮的重要性和实施要点,从而有效参与和落实好预防措施,避免压疮发生。

6. 根据压疮风险评估评分采取有效的预防措施

(1)评分为低度危险压疮防护措施:经常翻身;尽量让患者起床活动;如果是卧床或依靠轮椅者,应使用床垫或椅垫等减压设备;注意保护足跟,做好潮湿、营养、摩擦力和剪切力的管理;每周或病情变化时重新评估,并记录皮肤状况。如有其他的危险因素存在,如高龄、发热、饮食量少影响蛋白质的摄入、舒张压低于 60 mmHg、血液动力学不稳定等,可列入下一危险水平。

(2)评分为中度危险压疮防护措施:除上述措施外,应建立翻身表,每 2 小时翻身1 次;使用海绵垫,病情允许的情况下,半卧或侧卧位应≤30°。

(3)评分为高度危险压疮防护措施:除上述措施外,保证翻身频率,至少每 2 小时翻身 1 次;增加小幅度的移位;每天观察并记录皮肤状况、预防措施;每天或病情变化时重新评估。

(4)评分为非常危险压疮防护措施:采取以上所有措施;每 4～6 小时评估风险值;使用体表压力缓释设备;观察并记录皮肤状况、预防措施、高度关注皮肤情况。

(5)潮湿的管理、营养的管理、摩擦力和剪切力的管理及其他护理注意事项。

1）潮湿的管理：制订并实施个体化的失禁管理计划，使用隔绝潮湿和保护皮肤的护理用品；使用吸收垫或干燥垫控制潮湿；如果可能，找出发生潮湿的原因并避免；按照翻身计划表提供床上用便盆或尿壶。

2）营养管理：根据营养师制订的饮食方案，尽可能保证蛋白质、热量的摄入，补充多种维生素，以缓解营养缺乏。

3）摩擦力和剪切力的预防：在疾病允许的情况下，将床头抬高不得超过 30°；保持局部干燥，保持衣服床褥平整，避免褶皱；移动患者时，使用床单移动患者尽量抬高；必要时使用牵吊装置；保护肘部和足跟避免摩擦。

4）其他护理注意事项：不得按摩骨突处及压红的部位；不得使用气圈类装置；保持足够的水分摄入。

三、老年期认知障碍患者压疮的居家照料和管理

压疮的发生是多种因素综合作用所致，尽管预防压疮措施非常有效，但一些高危个体或居家管理不到位，仍然难免发生压疮。应综合分析原因，并根据压疮分期落实好相应的防范措施和诊疗照护。

（一）压疮的病理分期及临床表现

压疮的发生是一个渐进性过程，根据压疮的病理生理变化和临床表现，存在不同的分期。2016 年 4 月，美国国家压疮咨询委员会（NPUAP）在美国芝加哥罗斯蒙特召开了关于压疮定义和分期的学术会议，更新了压疮分期。压疮主要根据局部解剖组织的缺失量进行分期，共分为 6 期。

1. 1 期——指压不变白的红斑　皮肤完整，局部皮肤完好，局部出现压之不变白的红斑，在深色皮肤上的表现可能不同；指压变白红斑或者感觉、皮温、硬度的改变可能比观察到皮肤改变更先出现；此期的颜色改变不包括紫色和栗色变化，因为这些颜色变化提示可能存在深部组织损伤；解除压力 30 分钟仍有红印可表明"处于危险状态"。

2. 2 期——呈粉色或红色、湿润　可表现为完整的或破损的浆液性水疱；脂肪及深部组织未暴露；无肉芽组织、腐肉、焦痂。

3. 3 期——全层皮肤缺失　全层皮肤缺失，常常可见脂肪、肉芽组织和创缘内卷；可见腐肉和/或焦痂；不同解剖位置的组织损伤的深度存在差异；脂肪丰富的区域会发展成深部伤口；可能会出现潜行或窦道；无筋膜、肌肉、肌腱、韧带、软骨和/或骨暴露。

4. 4 期——全层组织缺失　全层皮肤和组织缺失，可见或可直接触及筋膜、肌肉、肌腱、韧带、软骨或骨外露；可见腐肉或焦痂；通常伴有创缘内卷，窦道和/或潜行。

5. 不可分期——深度未知　全层皮肤和组织缺失，由于被腐肉和/或焦痂掩盖，不能确认组织缺失的程度。只有去除足够的腐肉和/或焦痂，才能判断损伤是 3 期还是

4期。足跟或缺血肢体的稳定型焦痂(干燥、紧密附着、完整而无红斑或波动感)可起到"机体天然(生物性)屏障"的作用,不应软化或去除。

6. 深部组织损伤——深度未知 完整或破损的局部皮肤出现持续的指压不变白的深红色、栗色或紫色,或表皮分离呈现黑色的伤口床或充血水疱。疼痛和温度变化通常先于颜色改变出现。

(二)压疮的居家照护内容

1. 1期压疮 此期照护的关键在于去除危险因素,避免压疮进展,主要的措施是减轻压力和预防剪切力,纠正营养不良,管理失禁,治疗和控制并发症,改善皮肤循环,可用盐水清洗皮肤和局部,增强皮肤屏障和抵抗力。

(1)解除局部受压,增加翻身次数,检测皮肤变化状况,避免发红区继续受压,对发红区皮肤不可加压按摩。

(2)避免再次摩擦、受潮、排泄物刺激(具体措施参照压疮的防范措施)。

(3)可使用泡沫敷贴或透明膜保护,3~5天更换和观察,评估1次,Braden量表动态评估。

2. 2期压疮 此期照护重点在于保护皮肤,预防感染。除加强Ⅰ期的措施外,还应做好以下措施。

(1)水疱:直径小于5 mm,泡液清,不需要特殊处理,可使用水胶体敷料或泡沫敷料至水疱自行吸收;直径大于5 mm,泡液清,常规消毒皮肤,可用注射器抽出疱内液体后,贴敷水胶体敷料或泡沫敷料。

(2)血疱:直径小于5 mm,观察;直径大于5 mm,常规消毒皮肤,低位剪开,排除泡液或凝血块,保留疱皮,帖敷敷料,酌情加压包扎。

(3)浅表创面:渗液较少时使用水胶体敷料,可达到自溶性清创,提供湿性愈合环境,促进上皮爬行;渗液较多时使用泡沫敷料,可吸收大量渗液,促进愈合。

3. 3期、4期、不可分期压疮 此期除做好上述措施外,应做好局部伤口的护理和积极的全身支持措施,要点是清创、抗感染,去除坏死组织和促进肉芽组织生长。

(1)TIME原则:

T(tissue management):清除坏死组织。

I(infection or inflammation control):抗感染。

M(moisture balance):吸收渗出液,促进肉芽组织生长。

E(edge of wound):促进上皮生长。

(2)清除坏死组织:先用碘伏对周围皮肤消毒,再用生理盐水清洗创面。如创面是红色组织,可选择藻酸盐敷料;如创面已有黄色腐肉或坏死组织,渗液量较多,使用水凝胶放置于黄色伤口处,达到自溶性清创的效果;如创面有感染,选择银敷料,根据银敷料特性确定换药时间;如创口覆盖焦痂,可用生理盐水清洗后,用刀片在焦痂上画

"♯"字形,涂上清创胶后帖敷泡沫敷料,待焦痂溶解后再采用外科清创,清除坏死组织。在应用抗感染敷料时,建议采用细菌培养。

(3)制订活动方案:根据患者情况制订好相应的活动方案,达到减压目的。

(4)及时调整治疗方案:定期评估,动态跟踪,根据压疮渗液、面积和组织类型及时调整敷料直到愈合。

(5)患者及照护者需加强关注,做好患者的心理疏导,加强依从性。

4. 深部组织损伤的处理　谨慎处理,应密切观察,不能被表象所迷惑。

(1)严禁强烈和快速的清创,密切观察伤口变化。

(2)早期可使用水胶体敷料,使皮软化,自溶清创。

(3)减少局部压力、剪切力和摩擦力。

此外,积极的全身支持治疗,如增强营养,治疗基础疾病和并发症或给予促进伤口愈合的药物等,对促进压疮的愈合有重要的意义。

压疮是全球卫生保健机构面临的共同难题,严重威胁着患者的生命健康,给社会带来了沉重的经济压力与医疗负担。引起压疮最基本、最重要的原因是压力、剪切力或摩擦力造成局部组织缺血、缺氧。压疮的形成与压力的大小和时间的长短都有密切关系。压力越大,持续时间越长,发生压疮的概率就越高。研究提示,若外界与局部的压强超过终末毛细血管的 2 倍,持续在 1～2 小时,即可阻断毛细血管对组织的灌流,引起组织缺氧;若受压超过 2 小时,组织则会发生不可逆损害,从而发生压疮。因此,居家照护中应充分体现"预防重于治疗"这一理念,抓住"预防为主,立足整体,重视局部"的观念,使压疮防范走向科学化、规范化、程序化和人性化,减少老年认知障碍患者压疮的患病率和发生率,减轻患者的痛苦,延缓病情进展,提高他们的生存质量,从而使患者获益、家庭受利、社会减负。

(江爱玉)

第八节　老年期认知障碍的照护原则与伦理

一、概述

老年期认知障碍是一组病因未明的原发性退行性疾病,主要表现为渐进性记忆减退、认知功能障碍、语言障碍、人格改变等,加之老年人身体功能下降,免疫力较差,多病共存,部分患者甚至丧失自理生活的能力。由于医学发展水平的局限性,该病目前尚无良好的治疗方案,病情从轻到重的不同情况给患者的生活质量带来了不同的影响,同时也给患者家庭及社会带来一定的负担。老年期认知障碍病程漫长,在诊疗、护理与康复中的难度较大,患者的生活质量偏低,对于照料者的照护技能和职业素养要求较高,但现阶段社会群体对老年期认知障碍的知识普及不到位、认识不足、重视程度也不够,涉及照料的技能、服务和伦理道德都还没有形成一套较好的指导准则和专业规范。在照料过程中,各种社会、伦理、法律问题也相继出现。常常造成患者家属与照料人员发生认知上的冲突,使得照料人员陷入工作困境。因此,老年期认知障碍的照护原则与伦理在患者的照料过程中起着非常重要的作用。本节主要阐述老年期认知障碍的照护原则和伦理。

二、老年期认知障碍患者的照护现状

根据全国老龄办数据显示,2020 年我国老龄化人口达到 2.48 亿,老龄化水平达到 17%。随着人口老龄化趋势的逐渐加剧,老年期认知障碍的发病率也日益增高,老年期认知障碍患者的照料服务需求日益迫切。为回应社会关切、满足群众需求,相关部门正在努力推行如"增加床位""医养融合""社区养老"等模式的养老措施,使得很大一部分患者得到了照顾与关怀。但是也不难发现,在养老措施的落实过程中,大多数的养老机构由于自身条件的限制,基本上都是有选择性的收纳两类人群:一类是还有生活自理能力和人际交流能力的患者;另一类是失去交际能力、完全没有生活自理能力的瘫痪患者。实际上,还有另外一类特殊群体,他们更需要社会资源的帮助来解决生存质量问题,即由失智造成的老年期认知障碍患者。同时由于现阶段的养老事业处于起步阶段,各类医疗机构和社康养老中心的养老软硬件不够齐备,专业医务人员和照料人员短缺,照料和护理的业务水平以及经验都不是很足,造成老年期认知障碍已经成为继癌症、心脑血管病之后的老年人第三大健康杀手。老年期认知障碍患者的照护现状具体体现在以下几个方面。

(一)照护技术薄弱

老年期认知障碍患者随着病情发展,往往会经历一个由轻度失能、中度失能到重度失能的过程,这个过程长的达 10～20 年,短的也要好几年。发病期间常伴有精神异常和行为异常等症状,晚期后更是进入失智失能状态。照料老年期认知障碍患者的难度,实际上要远远大于照料其他疾病的老年患者。单纯依靠家庭成员照料,除了精力有限外,更缺乏专业的照料知识和技能,长年累月的照顾,往往会使照料者产生难以支撑和退缩放弃的心态。也有家庭会聘请保姆照顾,但大部分保姆缺乏专业护理知识,个人素质参差不齐,容易使照料工作马虎应付,质量不达标;况且仅凭保姆一人,同样会精力和体力都难以支撑,最后子女钱没少花、精力没少投,却没有达到预期效果,造成认知障碍患者的生活质量和健康状况急速下降,严重的甚至会缩短其生命预期。

(二)专业照护机构匮乏

老年期认知障碍患者由于病情的特殊性,往往不适合住在综合医院的普通老年病房。综合医院是以治病而不是以长期照料为目的,强调床位的周转率,因此不可能成为认知障碍患者的久待之地。患者病情中出现的特殊行为也会影响病房的工作和其他患者。而社会上现有的养老机构主要接纳普通自理型老年人的养老，一般不接纳老年期认知障碍患者的养老需求。所以专业性强的医院和养老护理机构对于认知障碍患者及其家属来讲，是其他养老照料方式难以替代的选择。而这正是矛盾的所在，专业的照料床位短缺，综合医院和一般社会养老机构则无法提供此类患者床位，形成了社会上老年期认知障碍患者养老问题中的突出性和矛盾性。

（三）养老政策及行业规范不完善

由于当前养老事业刚起步，政策制定比较滞后，使得社会资本投入专业养老机构的资本不足，缺乏专业认证和专业的技能培训及伦理道德教育。因此，建立一套高标准的认知障碍患者照料评估机制，提高照料人员的业务水平和道德伦理观念是规范行业服务的前提和保障。照料者只有在照护原则与伦理的指导下，才能更好地为患者提供安全、高品质的照料服务。

三、老年期认知障碍患者的照护原则

（一）全面性原则

老年人的健康包括躯体、心理、社会等全方位的健康，所以照料老年期认知障碍患者也应该是多维度、多层次、综合性的。全面性原则指照料过程应从躯体、心理、社会适应能力、生存质量、康复和健康促进等方面开展，必须涵盖到日常照料、饮食结构、医疗康复、精神安慰、情感维系、人际交往等各个方面。同时多病共存、多重用药在老年期认知障碍患者中也十分常见，往往会加重患者的认知障碍和其他功能障碍，对患者预后及生存时间和生活质量也产生十分重要甚至关键的影响。因此，在照料过程中，要在全面性原则的指导下，一方面根据患者的共存疾病制订周密的诊疗方案和护理对策；另一方面要深入理解患者的心理状况，通过共情能力，感受认知障碍患者的内心世界，仔细了解他们的痛苦与烦恼，并尝试理解对方，树立一个"不将认知障碍患者出现的异常情况视为异常"的观点来加以照料。

（二）个性化原则

老年期认知障碍患者普遍存在认知、精神及语言方面的障碍，但不同的个体，在个人经济、文化修养、受教育程度和疾病状况等方面仍存在差异，比如有些表现为躁狂，有些则表现为抑郁；有些爱徘徊、漫步、多动的，也有些不爱活动、精神萎靡的；有些食欲不佳，有些则不知饥饱、过度饮食等。因此在照料过程中，要了解患者的个体差异性，审慎评估其生理、心理、自我照顾能力，做好观察和总结。在照料方法上，依据不同患者的个性特点、病情状况，制定符合患者的个性化照料标准。比如对于食欲不佳的患者,应鼓励他自主选择个人喜爱的食物,同时营造出优美、安心的环境让其进餐,可以根据实际情况延长进餐时间,做到少食多餐。对于不知饥饱、不断索食的患者,照料者可把餐具放入洗涤盆,以提醒患者不久前刚进食完毕,及时增加其他活动项目,转移其注意力。

（三）安全原则

老年期认知障碍患者的生活常识和技能随着病情的发展大大减弱,因此照料过程中有必要帮其做好安全方面的各项措施,以减少不必要的伤害事故发生。这些措施主要有以下两个方面:

1. 加强对患者自身安全的防护 包括房间各项基本安全布置,尽量避免让患者直接接触电源、热水瓶、化学用品等,做到防摔伤、防噎食、防烫伤。加强危险品管理,厨房餐具柜上锁,烧水壶、煤气上安装自动关闭开关。在所有通往外界的门窗上安装锁。将浴室的锁去除,以防止患者意外地将自己锁在浴室内。室内各类家具力求简洁,摆放整齐,保证房间内有充足的光线,安装床头灯或地灯,减少落地而放的物件,去除小地毯防止绊倒患者等。同时要在制度上和技术上加强防走失、防自杀等意外发生,比如对重度障碍患者可采取佩戴标识牌、定位器和智能摄像头等进行辅助照护,使照料工作安全有序地进行。

2. 对照料人员的安全防护 有部分认知障碍患者在病情的进程中,会产生行为上或语言上的对外攻击行为,因此对相关家庭和照料人员要及时疏导,对其进行心理健康教育、情感支持、教会应对技巧等方式排解其心理压力,减少无谓的冲突。照料者还要根据认知障碍患者的具体情况,对其日常行为进行研究总结,做到能预判其行为,有紧急处理方案,最大限度地去避免伤害事故的发生。

（四）参与原则

老年期认知障碍患者是社会的一个特殊群体,照护者在照料过程中应指导患者积极治疗,保持良好的意识和行为,并根据患者的自理能力,有规律地安排其日常活动,参加学习和力所能及的社交、家庭活动,促进和患者言语沟通和情感交流。平时多与患者聊天,看看旧时的照片,帮助其回忆过去的生活经历。陪同患者进行适当的体育锻炼活动,如到户外走走,做做老年操、手指操等,及时给予鼓励与表扬,唤起患者对生活的信心,最大限度地调动患者尚保存的功能,改善认知障碍患者的生活质量。同时,引导好家属正确看待认知障碍患者生理、精神方面的变化,让家属多参与患者的各种康复活动,通过家人和患者的一起参与,共同对抗疾病,进一步延缓患者病情进展。

（五）独立原则

照料老年期认知障碍患者需要适当维护好他们的独立性,照料过程应以综合康复

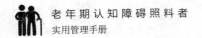
为主,对患者自身能做到的事情,尽量让其自主独立去做,切忌为了工作方便而随意替代。对患者的自主运动和交际要多鼓励,减少其对外界的依赖性。如早中期的认知障碍患者仍有部分能力完成简单的日常自我照顾,应尽可能给予其自我照顾的机会,并进行生活技能训练,如反复练习刷牙、洗脸、进食、穿脱衣服、扣扣子、大小便等,协助患者独立料理好生活。对记忆和认知功能训练,要从简单到复杂,将记忆作业化整为零,然后逐步串接,要求患者经常自我提示,并将目标逐日提高。通过持续而有效的康复训练,减缓其功能退化。

（六）尊重原则

老年期认知障碍患者在患病后认知和性格都会发生一定的改变,有些患者会变得语无伦次、性格越来越固执,随着自理能力的下降及病情进展性加重,使患者自尊心受到打击,但认知功能存在障碍的患者同样享有法律保护和法律服务的权利,同样享有人权和自由,包括尊严、需要和隐私的尊重。照料人员要学会换位思考,尊重和理解患者,尊重患者的个人兴趣爱好和生活习惯,要有足够的耐心去接受和聆听,多鼓励并给予理解与支持。照料过程中要关注人文,要注意保护、尊重患者的自身价值观念和自尊的意识。对于患者因记忆力减退所造成的不良后果不应谴责、嘲笑甚至打骂,而应安慰、帮助,并善于使用不同的沟通技巧,包括非语言性的眼神交流、适当地触摸手或肩膀,使患者感到被尊重和关爱。

（七）连续原则

老年期认知障碍患者由于年纪大,一般患有多种慢性疾病,身体功能衰退,病程较长。受制于家庭情况和经济状况,大部分患者无法常住医院,在急性期过后往往回到家中或转入养老机构进行康复。因此,提供从医院到家庭再到养老机构的连续性照料就显得非常重要,家庭和康复机构的照料人员在认知障碍患者的后续康复中起着关键作用。通过出院后连续性的专业康复和照料服务,可延缓患者的病情发展,实现老有所依、尊严养老。

四、老年期认知障碍患者的照护伦理

伦理是照料人员在履行职责的过程中,处理个人与他人、个人与社会之间关系的行为准则和规范的总和。伦理是制约照料者行为的一系列道德原则,是照料人员在各种条件下尽其所能完成照料任务的有力保证,所以照料者在照料老年期认知障碍患者的过程中,需遵从以下几项伦理原则。

（一）尊重与自主原则

1.尊重原则 照料者尊重照料对象自己所做的决定的原则称为"尊重原则",此原则让其能有自我选择与行动的权利。

2. 自主原则　自主原则承认照料对象可以根据自己的意愿就自己的事情做出理性的选择。当然，照料者尊重认知障碍患者的自主性绝不意味着放弃自己的责任。在提供服务之前，照料者应向认知障碍患者及其家属解释照料服务的目的，同时提供正确、易于理解、适量、有利于增强信心的信息，然后征求照料对象及家属的意见，由其自主决定，当其充分了解和理解了自己病情后，所做出的选择和照料者的建议往往是一致的。当其自主选择可能有损健康时，照料者应积极劝导其做出最佳选择。晚期的认知障碍患者丧失自主性后，原则上也会陷入困境。因此在照料认知障碍患者时，应灵活运用自主原则，自主必须以理性为基础，对于丧失自主性的患者，应谨慎赋予其自主权，对其非理性的行为要及时控制，避免发生意外。此外，严重认知障碍患者的自主选择权由家属或监护人代理。

（二）有利与不伤害原则

1. 有利原则　是指照料人员的照护行为以保护患者的利益为目的，把有利于照料对象的健康放在第一位，切实为其谋利益的伦理原则。

2. 不伤害原则　又称"无害原则"，一般地说，凡是照料过程中必需的、有利于健康的，所实施的照料措施是符合不伤害原则的。反之，如果照料措施对患者是无益的或是禁忌的，使患者受到伤害，就违背了不伤害原则。在很多情况下，不伤害原则实质上是"权衡利害原则"的应用，即权衡对患者的利害关系之后，采用"两害相权取其轻"的原则。因此，在照料工作中，除了小心行事外，也应评估和预判危险性和利益分析，尽量避免让患者受到伤害。严重的认知障碍患者由于丧失了自我照顾能力，无法正确表达自己的需求，对任何外来的伤害没有抵抗能力和自我保护能力，是最容易受到伤害的弱势群体。照料者有责任为保护照料对象而采取必要的行动，尽力去防止和去除有害的情况，努力维护照料对象的健康、减轻痛苦以及延长生命。不伤害原则不仅是照料患者的基本伦理原则，也是照料人员对患者的主要义务。

因此，照料过程中应做好评估工作，使得各项照料程序合理、合法、合情，并重视患者本身的意愿及利益，为认知障碍患者提供最佳的照料方案。在照料过程中，照料者要和蔼可亲、谨慎细心，同情、理解患者，坚决杜绝话难听、脸难看的情况发生。

（三）知情同意和保密原则

1. 知情同意原则　是指患者有权知道自己的病情，并对照料者提供的诊疗和服务措施有做决定的自主权。知情同意原则是患者自主权的具体表现形式，是临床工作中处理医患关系的基本伦理准则之一。依据《纽伦堡法典》精神，患者在充分知情的基础上做出某种许诺或承诺，即"同意"应具备以下条件：①患者有自由选择的权利；②患者有同意的合法权利；③患者有充分的理解能力。照料者在知情告知的过程中，传达的内容和信息要完整,尤其对那些必要的或极重要的信息,绝不能疏漏或隐瞒。所谓"知情同意",包涵"知情"和"同意"两项权利。知情是同意的前提,只有在充分知情的基础上才能做出选择。即使征得同意,只有口头上的答应不算数,仍应要求照料对象在知情同意书上签字,才算完成法定程序。

在谈及知情同意权时,不可避免的是能力问题,老年期认知障碍患者由于精神症状、认知功能的影响,往往存在民事行为能力限制,在知情、同意上均存在损害。凡无民事行为能力人,其知情同意权的行使由其法定代理人为之。在临床实践中,由家属或监护人签署知情同意书是常见的做法。

2. 保密原则　是指在法律和伦理框架下尊重照料对象,避免照料过程中将患者的隐私及私密泄露,避免给其带来不必要的伤害。隐私包括两个方面:一是患者的身体,二是有关患者的机密信息。患者的人身权、隐私权均应有保障,只有参与照料工作的人员,才有权利去看、检查或处理患者的身体。也不可以和其他不相关的人讨论患者的病情和治疗。患者的病情、诊断结论、个人史、家族史、肖像或者视听资料等相关信息均受到法律保护,未经患者及监护人的同意,不得向外披露。

(四)公正与互助原则

1. 公正原则　要求对照料对象的民族、性别、宗教、年龄、经济情况、社会地位等情况一律公平对待。每一个人都具有平等、合理享受卫生资源或享有公平分配的权利,照料者对患者是无差别、无偏见的照料。社会医疗照护资源的合理分配是公正原则的前提,按需分配有利于照料对象的健康和延长寿命,符合生命质量不断优化和提高的要求。

2. 互助原则　指每个人都生活在与其他人的关系之中,必须与其他人团结互助,自己才能够生存发展,社会各成员才能和睦共处,社会才能稳定发展。照料老年期认知障碍患者需要有系统而完善的服务体系,应该由跨学科、多团队共同构建完成。照料人员和其他社区保健服务人员各具专业职能,彼此之间既有分工又有协作,共同参与,相互沟通,一起设计照料方案。照料服务体系人员应树立整体观念,在一切有益于照料对象利益的前提下,顾全大局、相互理解、团结协作。大家为了共同目标一起工作,将关心的问题置于优先地位,有时甚至要牺牲个人的利益。

照料老年期认知障碍患者不仅仅是简单地施与照顾和看护,照料的范围也不只限于疾病本身,而是持续而周到细致的生理、精神、心理、灵性上的照料。照料者要有良好的职业道德和职业素质,自觉遵守照护原则和伦理原则,担负起促进健康、预防疾病、重建健康、减轻痛苦的职责。照料者对自身专业要有无尽的热情、深度的关心以及有改善的意愿,在照料过程中以同感、同情和理解来接纳患者,这样才能更好地服务于这些特殊患者。总之,对老年期认知障碍患者而言,照料的目的不仅仅在于维护和延长生命,而且还要努力提高其生命价值和质量。所以,良好、优质的照料,是守护患者最后的爱与尊严,从而让社会更有道义,人间更有温情。

(孟湘、王晓倩)

第九节　老年期认知障碍疾病管理与心理健康档案管理

老年期认知障碍影响着患者晚年的生活质量与生命尊严,也给家属和照料者带来诸多烦恼,故而建立老年期认知障碍患者的健康档案与科学规范管理尤为重要。在实际工作体系中,应整合专业从事老年认知障碍服务并在社区中有实践的社会服务机构,树立以预防为主的理念,体现以人为本的服务价值观,开展老年认知障碍的全过程服务,营造关注、关怀、关爱认知障碍老年人及其家庭的良好社会氛围,共享经济社会发展的成就。老年期认知障碍患者的健康档案管理应结合患者所在社区实际情况及老年人群的健康需求,坚持以预防为主和以人为本,开展老年认知障碍的全程服务,完善保障机制,充分运用认知障碍患者健康档案数据库的资料,动态管理,定期维护,建立重要数据的预警功能,努力做到科学建立、实时完善、及时维护、动态管理、充分利用、发挥作用、全面推广。充分利用健康档案的大数据功能,作为提供健康服务与政策制定的数据支撑。建议开展以下几个方面的探索与实践。

一、规范开展健康教育

利用乡镇、社区(村)宣传的各种载体和形式,全范围、全覆盖开展认知障碍的疾病健康教育工作;建立社区居民对于认知障碍的科学认知,消除恐惧与歧视,纠正错误认知,体现人人参与;提升社区居民对认知障碍患病风险因素的了解,做好预防管理工作;提升社区居民对于认知障碍的辨识能力,了解早期不易发现的症状与征兆,加强社区宣传教育,邀请专业医务人员定期开展普及认知障碍与老年认知障碍等健康教育,主要围绕老年期认知障碍的早期征兆、临床表现、照料护理、心理调适等内容展开,结合临床案例,开展现场活动,发放健康处方,在讲座过程中,可以加入认知测验与记忆评估,逐步提高社区居民对认知障碍的科学、全面认识,推动早发现、早诊断、早干预。理性应对,科学认知,加强对不同年龄段人群的疾病宣传教育,普及人群对于老年期认知障碍的科学认知。

二、疾病风险筛查与评估

在街道社区内建立有效、科学、合理的认知障碍筛查、评估、就诊和转诊的标准、路径与运行机制;建立多部门(民政、残联、科协、卫生健康等部门)广泛参与的认知障碍筛查工作;建立社区认知障碍评估团队,培训认知功能评估志愿者队伍与社工队伍。发动社区医生广泛参与,进行基本评估与访谈知识的培训,定期开展并设立考核机制,形成认知障碍初诊分层机制;通过筛查,掌握社区老年人认知障碍情况现状数据,逐步完善,形成健康档案数据库,并动态管理,在科学处置与规范管理的基础上,建立老年期人群记忆健康档案。乡镇、街道社区应把握定期组织健康教育的时机,开展科学的老年期认知障碍风险评估与测评,充分运用流行病学筛查工具,不断充实本社区老年认知障碍人群的档案数据。可以由社区卫生服务中心组织实施,专业机构工作人员指导,社区医生或家庭医生作为工作主体,建立考核机制,做好数据上传与动态维护。在实际工作中,应加强探索与讨论,也可以加强经验的交流与推广,不断优化工作运行机制,汇总工作的成绩,激发所有人员的工作热情。也需要充分调动老年人群家属的积极性与参与性。

三、早期干预与科学应对

为社区老年人提供认知障碍健康促进的活动形式,为认知障碍老年人提供非药物干预训练和早期照护服务。如预防老年痴呆手指操,应用 VR 技术进行虚拟现实模拟,提供软件服务与硬件设施,需要调动老年人群参与的积极性,社区应加强组织,丰富活动内涵,搞好活动策划与宣传。也可以针对社区内轻度认知功能障碍患者及认知障碍患者提供非药物干预训练或专业疗法培训课程(主要取决于服务需求量,线上与线下模式均可),同时做好相应跟踪及数据比对,提升干预效率和干预效果。需要指出的是,干预是长期的,也需要全程参与,刚开始的干预活动不一定受到欢迎,需要不断地总结与调整活动的形式。必须要强调的是,早期干预的效果最好,患者与家属的参与性也是最高的。

早期社区干预中,应提倡以患者为中心的照护模式;根据居家、社区照料的不同需求,制订评估标准及分层服务的具体内涵;在社区范围内,努力建成认知障碍的日间照料中心、夕阳照护之家、多功能活动室等服务设施,同时配备认知障碍的康复师与护理员,制订以周或月为周期的活动安排计划;在认知障碍老年人照护设施环境内,进行必要的环境改造,方便老年人安全、便利生活,设施内的环境不宜频繁调整;应对所有相关服务设施内的照护人员进行认知障碍服务专业能力培训,熟练掌握认知障碍老年人的照护及应对方法,尤其应关注处理患者的跌倒、噎食、呛咳、灾难反应等意外事件的应对方法与技巧。

四、成立家庭照料互助会

对于社区老年认知障碍患者与家庭显得尤为重要,包含街道社区工作人员、认知障碍老年直系亲属、专业的社工队伍,以及专业的医务人员,定期组织照料者(包括家属)的技能培训与经验交流,心理访谈与心理减压,照料者往往伴有焦虑、抑郁、烦恼、沮丧、急躁等心理症状,有时又难以启齿,不太愿意与人交流,然而内心矛盾冲突往往较为突出,需要社区认知障碍家庭互助会对社区服务资源与现状进行梳理与整合,制作社区认知障碍家庭支持手册与指南,明确联系人与联系电话,确保专人负责,保证电话畅通,方便家庭了解和对接相应服务;可以开展社区认知障碍家庭访谈服务,整合社区服务与家庭需求,针对性开展,创造性推动;设立认知障碍家庭辅导员,做好顾问团队的培养与培训,可以由经过培训的保健医生(家庭医生或社工)来担任,必要时可以向专业医疗机构进行求助(线上或线下模式),也可以直接转介至专业医疗机构就诊。定期组织老年期认知障碍家庭联谊会,开展家庭互助活动,不拘泥于形式,相互交流,分享照料中的体验与收获,展示个性化照料方案,进一步积累经验,改善照料质量,同时也可以改善照料者(家属)的心理状态,促进理性释放情感,同时可以邀请专业机构心理医生,组织开展团体心理辅导,关注照料者或家属的心理健康。

五、整合资源,信息共享

强化社区卫生服务中心、精神卫生机构,让养护院、护理院、医养结合机构以及综合医院神经科、老年科、康复科进行有效合作,比如成立老年期认知障碍照料联盟,可以是宽泛的公益组织,由民政局牵头、专业医疗机构为主导,建立切实可行的工作机制,充分发挥专业人员的价值,体现社会的人文属性和公益组织的社会价值。切实体现不同照料模式(居家、社区、养护院、护理院与住院等)的需求,做到个性化服务,比如定期开展适宜照料技术、康复护理技术下社区、下基层的活动,建立多维度的互动模式,可以建立微信工作群,个别技术层面的咨询在群里答复,涉及较广泛的需求,可以统一组织培训或技术指导。每年定期开展关于照料技术的专业培训,关注患者的实际状况,同时也关注照料者人群,各方一起改善患者的生活质量与照料质量,为需要医疗诊治人群提供医疗转介服务;为需要持续照护的人群提供社区托养机构或养老机构,做到专业照护,与专业医疗、护理、康复资源链接。整合政府资源、社区资源、医疗资源、志愿者资源以及医养结合机构资源,充分掌握患者与照料者的需求(这也是照料联盟工作开展的方向),加强宣传,立足公益,让更多人群受益,推动和谐社会、和谐社区的建立。

六、建立心理健康档案管理与服务数据库

在规范开展健康教育,动态开展疾病风险筛查与评估,早期干预的工作基础上,建立社区老年认知障碍患者健康档案数据库,专人管理,动态维护,强化考核,充分利用互联网大数据的功能,进行资源整合,逐步建立本地区的老年人群心理健康档案数据库,进一步关注公共卫生与疾病管理;老年期认知障碍心理健康档案内容包括个人基本信息、健康体检资料、重点人群健康管理记录和其他医疗卫生服务记录、认知功能(记忆)检测结果、心理测验检测结果、日常生活能力和社会功能评估结果等内容。

建立心理健康档案数据库以及管理工作主要由乡镇卫生院、卫生室、社区卫生服务中心和社区卫生服务站负责具体实施。定期对心理健康档案考核,主要指标包括心理健康档案建档率、心理健康档案合格率和心理健康档案使用率。老年人心理健康管

理服务内容包括每年 1 次老年人心理健康管理、生活方式、心理健康状况评估、体格检查、辅助检查、认知功能检查、记忆状况检查、日常生活能力、社会功能评估等内容,比如老年人记忆检查的方法是指告诉被检查者"我讲出 3 件物品的名称",请其立刻重复,过 1 分钟后请其再次重复,如被检查者无法立即重复或 1 分钟后无法完整回忆 3 件物品为粗筛阳性,需进一步进行简易智力状态检查量表检查,并将健康体检的结果记录在档案数据库。所有老年人群每年应至少随访 4 次,每次随访应进行危险性评估、生活自理能力评估、社会功能评估,询问社会功能情况、服药情况及各项实验室检查结果等。建立社区认知障碍老年人应急机制,防范认知障碍老年人走失等相关风险,将走失的情况记录在档案中,考虑建立预警机制,将相关信息反馈给相应的家庭。加强社区工作人员与社工培训,强化认知障碍的风险意识与沟通技巧,切实推动工作开展。

七、健全社区支持网络与体系

努力构建社区支持网络,规范社区内标识、色彩,帮助老年认知障碍患者便于认识周围环境,提升视空间辨识度;在社区公共服务设施中加入认知人文元素,使居住、交通、公共空间方便认知障碍人群使用;传播认知障碍科学防治、可防可治以及注重照料的理念;建立认知障碍帮扶团队,通过邻里结伴、家庭访谈、志愿者联盟等形式,帮助认知障碍老年人在社区安心生活、安全活动;不断拓展认知障碍帮扶联盟单位,对企事业服务机构、窗口服务机构、商业服务机构开展认知障碍基础知识培训,建立认知障碍家庭服务绿色通道;应定期组织社区支持开展网络联席会议,推进认知障碍社区支持网络的共同建设。

八、建立老年期认知障碍心理健康档案数据库运行保障机制

建立街道社区购买服务,卫生健康部门积极参与、动态管理,各方共同参与的老年认知障碍心理健康档案数据库平台管理与服务的核心团队;提供确实可行的保障机制,建立老年认知障碍心理健康档案数据库的规范化、科学化、人文化建设实施办法及指导手册,实施标准化管理,专业化服务;应建立日常评估、定期评估相结合的评估机制;倡导建立政府主导、社会多渠道参与的财力投入机制,推进老年期认知障碍健康档案工作体系的建设。

(王霞琴)

第四章　老年期认知障碍住院照料

第一节　老年期认知障碍临床表现与照料对策

认知功能损害对患者社会功能及日常生活能力有一定的影响,所以老年期认知障碍不仅是单纯的医学问题,也是严峻的社会问题。如何照料患者已成为痴呆诊疗中不可或缺的一部分。

本节将按轻度认知功能障碍(MCI)和痴呆两大类来阐述老年期认知障碍患者临床表现和照料对策的相关内容。

一、轻度认知障碍的临床表现与照料对策

MCI 概念的内涵,是指患者最终将会发展为痴呆,但目前只是轻度认知损伤,尚不足以诊断为痴呆。然而并不是所有的 MCI 都会发展为痴呆。造成 MCI 的原因是多种多样的,其中既有变性病、血管性损伤等痴呆常见原因,也包括许多躯体、代谢、外伤、药物、精神疾病等多种致病因素,可能是暂时的,或是可逆的。MCI 的各种临床表现特点与形式只是针对 MCI 群体而言,对 MCI 个体来讲,并非具备全部特点。我们所讲的 MCI,往往是指具有痴呆转归危险性的认知功能损伤状态。

(一)临床表现

1. 起病年龄及形式　与痴呆相类似,MCI 多数在 60 岁后发病。可潜隐起病,持续缓慢进展。有血管性因素者,可急性或亚急性起病,呈波动性病程。

2. MCI 的临床表现

(1)认知功能减退:学习新知识和近记忆减退,是 MCI 的最常见症状。反复学习虽可得到改善,但是仍达不到同龄老年人的水平。其健忘的表现较同龄老年人更为频繁和持久,有时会忘记约会的时间、与人谈话的内容、电视节目的情节等,记忆新面孔的能力下降。由于只是近记忆减退而远期记忆尚保持正常,谈论过去经历时表现如常,因此记忆力减退常被人们所忽视。往往还可发现其思维变慢,反应迟钝,思维可能不像以前那样清晰和有条理。言语上出现用词困难,不爱讲话,或出现赘述。视空间技能可能受到损害,从而出现对方向、位置不敏感,甚至迷路等。部分执行功能也受到累及,如解决复杂问题的能力、判断力和计算力的减退等。

(2)复杂的生活能力下降:患者的生活自理能力正常,但由于存在认知功能障碍,

因而在复杂的日常生活方面可能会出现一定障碍,尤其在判断、解决问题的能力以及处理复杂财务问题、合理准备和烹饪膳食、使用新的家电设施等方面表现较为突出。

(3)非认知精神行为症状:MCI 患者最初的精神行为症状表现是隐袭的,主要包括失眠、抑郁、焦虑、激越、淡漠、缺乏主动性、活动减少、社会退缩等。患者的记忆及其他认知损伤给其生活带来挫折与不便,患者可能因此变得易怒。

(二)临床类型

一般依据损害的类型和数量的不同,将 MCI 分为 4 个亚型。Ⅰ型,即单认知域遗忘型 MCI,是指仅表现为记忆损害的 MCI,这类亚型进展成阿尔茨海默病的可能性很大;Ⅱ型,即多认知域遗忘型 MCI,是指多个认知领域都出现障碍的 MCI,除了记忆障碍,还可能出现语言、注意力、视空间等其他的一个或多个认知功能障碍,有部分进展为 AD 的可能,也有部分发展为血管性痴呆;Ⅲ型,即单认知域非遗忘型 MCI,是指单一的非记忆障碍 MCI,可能是单纯语言或其他某个方面的认知功能障碍,有发展成原发性进行性失语的可能;Ⅳ型,即多认知域非遗忘型 MCI,是指多个领域的非记忆认知障碍,此类患者记忆功能保持正常,但记忆之外其他多个认知领域轻度障碍,进展成额颞叶痴呆或路易体痴呆的风险很高。其中Ⅰ型和Ⅱ型合称为"遗忘型 MCI(aMCI)",Ⅲ型和Ⅳ型合称为"非遗忘型 MCI(naMCI)"。MCI 可由不同疾病所引起,即由不同病因所致,如阿尔茨海默病、额颞叶变性、脑小血管病、路易体病等缓慢起病的痴呆类型,在临床症状发展为痴呆前,轻度的病理变化均可引起 MCI,其中脑血管病变导致的 MCI 成为血管源性轻度认知障碍(vMCI)或轻度血管性认知障碍(mVCI)。另外,有些疾病如脑外伤、脑炎、营养缺乏等可导致持久的轻度认知障碍。

(三)MCI 的照料与管理

1. MCI 的诊断告知　MCI 可能是阿尔茨海默病或其他认知障碍疾病的临床早期阶段,部分患者预后不良。在明确诊断 MCI 后,可先与患者家属充分沟通和交流,再根据情况决定是否与患者本人进行沟通,内容包括 MCI 转为痴呆的风险率以及可能的干预措施等,从而将对患者的潜在伤害降到最低,有助于更好地开展随访及管理。

2. MCI 患者的照料及管理　建议对 MCI 患者的照料及管理应以建立记忆档案、定期随访、健康教育为主线进行。在患者首次就诊时建立全面翔实的记忆档案,作为基线水平留档,定期随访,每半年进行 1 次认知评估。评估时应有家属或知情人陪同,强调评估结果只能作为诊断参考,而不能作为诊断结论。随访管理强调患者自愿的原则,从维护患者的利益出发,充分尊重患者和家属的选择权。随访时应充分沟通如何实现对患者的连续管理,旨在建立有效、严密、实用、畅通的转诊渠道,为患者提供整体性、持续性的医疗服务。定期开展健康教育包括如何早期识别认知障碍、如何正确就诊和随访、如何纠正不良生活习惯和控制危险因素、如何提高自我护理和照料能力等。

应对社区卫生服务机构的医护人员进行系统培训,包括早期识别认知障碍高危个体,及时转诊,并定期开展对患者及照料者的健康教育。

3.MCI 患者个人权益的维护 设立预嘱(living will),做出医疗和研究参与决定、委托特定个体代理自己经济和医疗事务等法律步骤,有助于维护 MCI 患者的个人权益。此外,世界多国已有针对老年人和痴呆患者机动车驾驶证定期审核或注销的规定,我国《机动车驾驶证申领和使用规定》也规定痴呆个体不得驾驶机动车,但未对 MCI 做详细解释。建议向 MCI 患者和亲属提供相关信息。

二、痴呆的临床表现

痴呆的认知功能损害涉及记忆、学习、定向、理解、判断、计算、语言、视空间技能、分析及解决问题等能力,且影响其社会、生活、职业功能者,在病程某一阶段常伴有精神、行为和人格异常。引起痴呆的疾病种类繁多,按病因可分为神经变性性痴呆和非神经变性性痴呆;按病变部位可分为皮质性痴呆、皮质下痴呆、皮质和皮质下混合性痴呆等;按起病及发展缓急可分为急性进展性痴呆、慢性进展性痴呆等。临床上常见阿尔茨海默病性痴呆(占痴呆的 $50\%\sim70\%$)、血管性痴呆(占痴呆的 $15\%\sim20\%$)、路易体痴呆(占痴呆的 $5\%\sim10\%$)、额颞叶痴呆(占痴呆的 $5\%\sim10\%$)、帕金森病痴呆(约占痴呆的 3.6%)等。不同痴呆的临床表现可能各有一定特点,以下各种临床表现只是针对痴呆群体而言,具体到每位痴呆患者,并非具备全部特点和表现。

(一)临床表现

1. 起病年龄及形式 多数在 60 岁后隐匿起病,持续缓慢进展。额颞叶痴呆者可早至 45 岁起病。有血管性因素者,可急性或亚急性起病,呈波动性病程。急性进展性痴呆者,可在数天、数周(急性)或数月(亚急性)发展为痴呆。

2. 临床表现

(1)认知功能损害症状。

1)记忆障碍:记忆障碍是痴呆诊断的必备条件,在某些痴呆如阿尔茨海默病中常为首发症状。痴呆患者的记忆损害有以下特点:新近学习的知识很难回忆;事件记忆容易受损,比远记忆更容易受损;随着病程进展,远记忆也逐渐受累。

2)语言障碍:阿尔茨海默病性痴呆(AD)患者常有语言障碍。早期患者一般能相对保持社交语言能力。深入交流后就会发现患者的语言功能损害,主要表现为语言内容空洞、重复和赘述,找词能力、造句和论说能力减退。除了上述表达性语言损害外,患者通常还对语言的理解变困难,包括词汇、语句的理解。语言障碍进一步发展会出现语法错误、错用词类、语句颠倒,以致错乱发声而不知所云,或变得缄默不语。

3)失认、失用:视觉失认可表现为对物体或人物形象、颜色、距离、空间环境等的失认。当视觉失认程度较轻时,患者容易在陌生的环境里迷失方向;程度较重时,在熟悉的地方也会迷路。有视觉失认的患者阅读困难,不能通过视觉来辨别物品,严重时不能辨别亲友甚至自己的形象,最终成为"精神盲";听觉失认表现为对声音的定向反应和心理感应消失或减退,患者不能识别周围环境声音的意义,对语音、语调及语言的意义难以理解;体感觉失认的患者难以辨别躯体上的感觉刺激,对身体上的刺激不能分析其强度、性质等。严重时患者不能辨别手中的物品,最终不知如何穿衣、洗脸、梳头等。观念性失用时患者不能模仿一个动作,如挥手、敬礼等;运动性失用时患者不能把指令转化为有目的性的动作,如请患者做一些简单的动作如挥手、敬礼时患者能听懂指令,但不能完成。大部分轻中度痴呆的患者可完成简单和熟悉的动作。随着病程进展,失认、失用逐渐影响患者吃饭、穿衣及其他生活自理能力。

4)智能障碍:AD是一种全面性智能减退,包括理解、推理判断、抽象概括、计算、执行功能降低等。AD患者思维能力迟钝、缓慢,不能进行抽象逻辑思维,不能区分事物的异同,不能进行分析归纳,表现为思维缺乏逻辑性,说话自相矛盾而不能觉察,如窗外雪花纷飞,患者却坚持说现在是盛夏。执行功能包括动机,抽象思维,复杂行为的组织、计划和管理能力等高级认知功能。其障碍表现为日常工作、学习和生活能力下降。分析事物的异同、连续减法、词汇流畅性测验、连线测验等神经心理测验可反映患者执行功能受损的情况。至痴呆晚期,患者的智能全面受损严重。血管性痴呆(VD)患者可以表现为局限性认知域受损,如脑卒中早期最易受损伤的认知功能包括思维速度、计算力、执行功能和视空间构象等。

(2)精神行为症状:精神行为异常可以是痴呆患者的早期症状,也可以是疾病发展过程中的伴随症状。所有类型的痴呆都可能出现精神行为异常。通常称为"痴呆的精神行为症状(BPSD)"。不同痴呆亚型BPSD出现的症状和频率不同。常见有以下精神行为症状:

1)妄想:因为记忆减退,不记得把东西放在哪儿而出现一种具有特征性的被"盗窃"妄想。有些在疾病的早中期,可出现嫉妒妄想,坚信配偶不忠。

2)幻觉:可出现幻听、幻视等。应注意的是,幻觉可能为重叠于痴呆的亚急性谵妄状态,医生应排除药物或合并躯体疾病的可能。

3)抑郁、焦虑、恐惧:抑郁很常见,一般而言,主诉抑郁心境比无抑郁主诉者的认知损害程度轻,CT显示大脑萎缩也较轻。

4)躁狂:痴呆患者除中枢神经梅毒外,躁狂症状相对少见。

5)人格改变:痴呆患者人格改变较多见。固执、偏激、乖戾、自我中心、自私、依赖性、漠不关心、敏感多疑、不负责任、骂人、行为不顾社会规范、不修边幅、不讲卫生、不知羞耻等,可发生于痴呆早期。

6)行为症状:痴呆患者可出现单调、刻板、怪异行为,如藏匿物品、捡垃圾、无目的漫游、攻击行为等。

7)睡眠障碍:睡眠紊乱现象较多见。白天卧床,晚上到处活动,骚扰他人。EEG

(脑电图)显示 REM(快速动眼睡眠)睡眠潜伏期长,慢波睡眠减少。

8)其他:有些患者可出现灾难反应,指主观意识到自己智力缺损,却极力否认,在应激状态下产生的继发性激越。例如,为掩饰自己记忆力减退,患者用改变话题、开玩笑等方式转移对方注意力,一旦被人识破或揭穿,可能诱发"灾难反应",患者出现突然而强烈的言语或人身攻击发作。有些患者可出现日落综合征,其特征是白天烦躁、夜间失眠、定向障碍、激动、猜疑、嗜睡、精神错乱、共济失调或意外摔倒等。

AD 患者中 BPSD 出现频率最高的是易激惹、情绪不稳定,随后是抑郁、淡漠,且淡漠持续存在。妄想的比例大约在 32%,以偷窃妄想和嫉妒妄想为主,幻觉和欣快相对不突出。VD 患者的 BPSD 中,抑郁最常见,随后是饮食改变、攻击性、焦虑、淡漠、脱抑制、欣快、幻觉等。路易体痴呆(DLB)的 BPSD 中,幻觉为核心症状,视幻觉多见。DLB 的幻觉具有形象鲜明、生动、细节清晰的特点。其次,抑郁、淡漠、焦虑的发病比例也较高。帕金森病痴呆(PDD)伴发的 BPSD 中,抑郁、易怒、情绪不稳同样发病比例较高,但是幻视是最常见的症状之一。额颞叶痴呆以人格改变和行为异常为核心症状,但最突出的 BPSD 是淡漠、脱抑制和易激惹,显著高于 AD、DLB、VD。

(二)痴呆的严重程度

为了便于制订诊疗及护理照料方案,根据疾病的进展,大致可将痴呆分为轻度、中度和重度。

1. 轻度痴呆　此阶段患者的日常生活能力部分受损。患者学习新知识困难,难以集中注意力,容易分心和忘记正在做的事,如烹饪、关闭煤气等。在不熟悉的地方容易迷路。思考问题缓慢,思维不像以前清晰和有条理。患者对工作及家务漫不经心,在合理地管理钱财、购物、安排和准备膳食方面存在困难。

2. 中度痴呆　此阶段患者的认知功能继续减退,日常生活能力明显下降,需要照料者帮助患者应对生活中的各种障碍。随着痴呆的进展,患者会记不住自己的地址,忘记亲人的名字,在熟悉的地方也容易迷路。语言功能明显退化,思维变得无目的,内容空洞或赘述。注意力和计算力明显受损。由于判断力损害,患者对危险估计不足,会对自己的能力给予不恰当、不现实的评价。患者逐渐不能辨认熟人和亲人,难以完成家务,洗脸、穿衣、洗澡等基本生活料理能力越来越差,常有大小便失禁。此期患者的精神和行为症状往往比较突出,常表现出情绪波动、恐惧、激越、幻觉、妄想观念和睡眠障碍等症状。

3. 重度痴呆　此阶段患者基本丧失了生活自理能力。患者一般不知道自己的姓名和年龄,更不认识亲人,只能说简单的词汇,往往只有自言自语、言语简单、重复或刻板,或反复发某种声音,最终完全不能说话;同时逐渐丧失运动功能。患者逐渐丧失走路的能力,坐下后不能自己站立,最终只能终日卧床,大小便失禁,进食困难。此期患者的精神行为症状逐渐减轻或消失,往往有营养不良、肺部感染、褥疮等多种并发症。

三、痴呆的照料对策

目前在我国,痴呆照料管理主要有居家照料和机构照料两种。居家照料包括日间照顾中心、钟点保姆照料服务、全天保姆照料服务、上门健康照料服务等类型;机构照料包括老人之家、痴呆照料机构、老人辅助生活机构、护理院、痴呆病房等。我国大部分痴呆患者采用居家照料模式,照料者以家庭成员及近亲属为主。鉴于我国社区卫生发展逐具规模,社区慢病管理较具雏形,在居家及机构照料中引入社区医务人员的参与对痴呆患者的照料指导颇有裨益。适宜的照料管理可以延缓痴呆患者病情进展、改善生活质量,从而延长生命并减轻照料者压力。总体照料原则:①轻度痴呆,此阶段照料者的任务是监督和保护患者独立生活的能力,使之尽可能长时间、较大程度地维持独立生活的能力;②中度痴呆,此阶段照料者的任务是协助和督促患者进行简单、有规律的生活自理,培养患者的自信心和安全感,陪同患者完成力所能及的任务,体会参与的乐趣;③重度痴呆,此阶段照料者的任务是帮助患者料理日常生活和个人卫生,增加舒适度,减少并发症,延长生存时间。如何对痴呆患者更好地管理及照料,从以下几个方面阐述:

(一)日常生活照料措施

1. 生活自理能力

(1)饮食:饮食应富于营养,符合患者喜好,鼓励经口进食,无特殊疾病,应避免饮食限制。当疾病进展或应激时,患者经口能量摄入低于预期的50%且超过10天时建议管饲,给予肠内营养制剂、留置鼻胃管或胃造瘘术。如果管饲有禁忌或者不能耐受,可以短期内选择肠外营养。

(2)穿脱衣:鼓励患者自己穿脱衣;对穿脱衣有困难者,可予以协助,在此过程中注意解释,并保护隐私感。

(3)梳洗:鼓励并指导患者完成梳头、刷牙、剃须、剪指甲等清洁过程;帮助无法进行口腔护理的患者护理口腔卫生;定期检查患者的牙齿及义齿。

(4)皮肤清洁和洗澡:营造舒适的洗浴环境,定期洗澡或搓澡。注意简化洗澡过程,使用无香味、含脂成分较多的肥皂,正确使用护肤液湿润皮肤,避免因干燥导致瘙痒。对于拒绝洗澡的患者,应寻找原因,如怕水、担心衣物丢失、缺乏隐私感等,给予相应的处理。

(5)如厕和失禁:对轻中度患者鼓励其独立如厕;对有困难的患者提供帮助,如增加标识、改造厕所等。出现二便失禁时应首先寻找原因并治疗,原因不明者可采用定时如厕、改变生活方式、盆底肌肉训练和生物反馈治疗等;必要时使用纸尿裤或防水床垫,定期更换和清洁患者的床上用品。

2. 日常生活能力

（1）家务维持：鼓励并协助患者力所能及地参与家务活动，如烹饪、洗碗、洗衣、铺床、叠被、扫地等。

（2）使用电话和电脑：鼓励和引导患者独立拨打和接听电话，鼓励和陪同患者使用智能手机或电脑中的部分功能，如看电影、玩简单的智力游戏等。

（3）购物：鼓励和协助患者去超市按照购物清单购物。

（4）驾驶和乘车：建议痴呆患者停止驾驶；乘坐交通工具时，照料者应陪同。

（5）服药管理：督促和指导患者按医嘱服药。

（6）财务处理：提醒或帮助患者处理日常的账单，如水电气、电话费等；协助患者料理财务问题。

（二）居住环境设置

（1）环境应保持整洁、明亮、舒适、简单、具有较好通风性。

（2）确保环境的安全性，防走失、防跌倒、防意外伤害等，如家具尽量简洁、地面使用防滑材料、卫生间安装扶手、使用电子手环定位装置、管理好家庭危险物品等。

（3）维持环境的稳定性和熟悉性，避免突然或频繁变换住所；必须变换住所时，可在新环境内保留患者熟悉或喜欢的物品，如老照片、纪念品等。

（4）设计时间和定向线索，帮助患者进行时间和地点定向，可在醒目位置放置大的钟表、日历，在房门上贴上患者能辨认出的照片、图案等，帮助患者辨认自己的房间等。

（5）维持隐私性和社交性，隐私的环境可为患者提供一定生理和心理上的安全感，同时也要设置集体活动的空间，如客厅、餐厅、阅读室等。

（三）文娱体育活动安排

可为患者安排一定的文娱体育活动，有助于维持个人技能，带来愉悦体验。文娱体育活动应该结合患者的兴趣和喜好，难度适中，与患者现存的身体功能和认知能力相适应，同时避免让患者过于"忙碌"和劳累。可进行身体锻炼，如散步、打太极、跳广场舞等；可进行一些手工活动，如写字、画画、拼图、搭积木、剪纸等；定期进行一些怀旧活动，如和患者一起翻看老照片、听唱老歌曲、看老电影、谈论往事、故地重游等。可以选择患者感兴趣的几样活动定期进行，穿插一些怀旧活动，使患者的身体和心理均得到放松和锻炼，有助于患者身体功能的维持。

（四）精神行为症状的照料与管理

1. BPSD 的识别与评估　BPSD 症状的正确识别与评估是缓解其症状的前提，要详细记录症状出现的诱发因素、表现形式、持续时间、频率、强度，及其对患者和照料者的影响。

2. BPSD 照料的原则　BPSD 的管理应贯穿痴呆的全病程,从无症状的预防直至严重行为紊乱的治疗和干预。Brodaty 等曾提出七级管理模式,随着行为症状的严重程度不断递增,其干预强度也不断增强。需要专业医务人员、社区人员、照料者等共同参与制订干预措施。非药物干预是 BPSD 的首选方案,在了解患者的个性、爱好、尚存的能力、过去的经历等信息基础上,在专科医生的指导下,采用专业照料与家庭照料相结合的方法,必要时也可联合低剂量药物治疗,使患者的精神行为症状在可控的范围内,减少对患者身体和心理的影响,同时需定期评估效果,持续改进。

3. BPSD 的非药物干预　非药物干预强调以人为本。采用非药物干预措施在很大程度上能促进应对和改善功能、增加社会活动和体力活动、增加智能刺激、减少认知问题、处理行为问题、解决家庭冲突和改善社会支持等。推荐非药物干预策略可采取如下步骤:

(1)识别 BPSD 的靶症状:需要照料者将患者的问题症状和行为描述清楚,从而保证能找到当下最关键的需要处理的行为问题。

(2)收集有关 BPSD 的信息:包括靶症状的发生、频度、严重程度等。

(3)明确在 BPSD 靶症状发生之前与之后发生了什么。

(4)根据收集的材料,结合患者的特点,制订现实目标和计划。

(5)当目的达到,鼓励照料者及其他相关人员继续维持方案。

(6)持续评价与调整干预计划。

目前有较强证据支持的非药物干预是家庭照料者辅导干预技术,常采用的方法包括为照料者提供教育和支持,为其提供减压或认知重塑技术的培训,指导管理行为症状的解决问题特殊技能,加强与痴呆患者交流,改善家庭照护环境,以及将痴呆患者的任务简单化等。

4. BPSD 的药物干预　非药物干预效果不佳时,可以联合药物治疗。中重度 BPSD 的治疗中,改善认知功能的药物是痴呆的基础治疗。目前常用的药物主要有胆碱酯酶抑制剂和 N-甲基-D-天冬氨酸(NMDA)体拮抗剂,其中美金刚在改善患者妄想、激越、攻击、严重的刻板行为等方面疗效显著;必要时可酌情短期使用抗精神病药、抗抑郁药和苯二氮䓬类药物。

(五)痴呆终末期照料与管理

痴呆的终末期指痴呆进展到了最严重的阶段,记忆与其他认知能力严重损害,日常生活能力丧失,二便失禁,常见并发症有吞咽困难、发热或肺部感染等。终末期患者处于生命的最后阶段。一般采用姑息治疗和舒缓照料。

1. 决定照料与医疗方案　对终末期患者多采用舒缓治疗与临终关怀方式,需医师与监护人共同商定照料与医疗方案。医师将患者的疾病预后、可供选择的方法、需遵循的医疗原则告知监护人,并运用开放式对话方式,回答监护人的疑问。监护人可根据患者生前的意愿、家庭的习俗等因素决定适合患者的照料与医疗方式。如果采用积极辅助生命存活的治疗方式,患者将可能进入医院的急重症监护抢救室;采用舒缓治疗与临终关怀方式,可以在家庭、养老院、护理院、临终关怀医院或其他相关机构进行。

2. 终末期照料建议

(1)如果监护人决定积极延续患者生命,可将患者送往医疗机构,以适当方式延续其生命。

(2)采用舒缓治疗与临终关怀方式并非任其死亡,而是以减少痛苦、维护患者尊严为原则进行。如果监护人决定采用这种方式,可采用以下方式照料。①进食困难:建议采用少量多次喂食的原则。②呼吸道感染:遵医嘱吸氧、翻身、拍背、吸痰、服药等。③泌尿系统感染:定时清洗尿道、外阴、会阴部,补充水分,必要时进行膀胱冲洗。④压疮:睡气垫床,定时翻身、协助患者在床上进行轻微的活动,及时更换衣物,保持皮肤干燥、清洁。⑤疼痛:遵医嘱给予镇痛药物。⑥口腔护理:保持口腔的清洁与湿润。⑦其他:关注患者是否舒适、安宁,维护其尊严,持续评估以更新相应照料措施,可采用抚摸、播放音乐等方式安抚患者。

(六)照料者压力调适建议

1. 认知障碍照料者压力概念、分类和相关表现　照料者压力又称为"照料者负担",指照料者在照料患者过程中因照料工作对自身情绪、社会、经济、身体和心理产生的各种不利影响。认知障碍照料者负担主要包括心理(包括社会心理)、身体及经济负担,其中以心理负担最重要。心理负担具体表现为否认态度、焦虑、烦躁、易怒、沮丧、情绪不稳定、失眠、社交困难、注意力分散、疲惫、乏力等。

2. 认知障碍照料者压力影响因素　痴呆照料者压力的影响因素复杂,与照料者的自身特点、被照料者的病情特点以及照料环境、家庭现状等因素有关。主要包括:照料者与患者亲缘关系的远近,照料者性别及应对负担的模式,种族文化的差异,患者的BPSD症状,患者的痴呆类型,家庭成员的鼓励和支持,社会支持,照料者自身的人格特点及应对模式等。

3. 认知障碍照料者的压力调适

(1)认知障碍照料者压力评估:可采用相关问卷进行调查和评估。如照料者负担量表(ZBI)主要用于测试照料者对照料负担的主观感受;也可选用简化版和筛选版Zarit照料者负担量表;还可采用照料者紧张指数(CSI)、照料者负担筛选量表(SCB)、照料者正性因素评价量表(PAC)、照料者满意度评价量表(CSS)等进行评估。

(2)认知照料压力调适的方法:认知照料者压力调适的意义在于通过后续、有效、针对性的干预措施,以减轻痴呆照料者负担,从而达到节约综合卫生资源并最终减轻痴呆疾病经济负担和缓解社会压力的目的。主要从照料者心理、体力、经济3个方面进行一定的干预:

1)心理和社会压力调适：①建立由心理医生参与的认知障碍患者治疗联盟体系，鼓励照料者学习一些心理放松技巧，必要时积极寻求心理医生的帮助；②由专业的医生对痴呆照料者的精神压力、躯体状态和心理状态进行定期评估；③完善社会支持系统以降低痴呆照料者负担，使照料者获得一定时间、一定程度的身心放松与休息；④通过联谊会或定时召开家庭会议，与大家交流和讨论遇到的困难和照料心得，寻求和选择社会支持机构的帮助。

2)体力压力调适：①在认知障碍患者照护的联盟体系中应有照料者躯体关注项目，医务人员在患者就诊时应同时关注照料者在照顾患者中可能存在的躯体健康问题，并根据其健康状况予以适当的医疗建议；②鼓励照料者关注和保持自身健康；③照料者进行有益身心健康的文体活动，选择营养丰富及自己喜欢的食物等；④采用新的科学技术可以改善患者功能，减少对照料者的依赖，如采用搬运系统帮助照料者移动无法行动的患者，减轻照料者体力负担；⑤提倡日间照料和假日照料，给予照料者放假、休息和娱乐的时间，使他们身体上、精神上得到休息。

3)经济压力调适：①评估照料痴呆患者的经济负担及相关因素，为制订医疗护理计划、医疗保险方案提供参考；②提高照料者护理水平，改善痴呆照料者的经济状况，也有助于减轻痴呆照料者的经济负担；③社会支持系统中应有对认知障碍患者的相应保障，如杭州市政府会对中度到重度患者提供医疗报销比例，安排家政人员等。期待更多的城市可以采取惠民举措。

（江红霞）

第二节　老年期认知障碍住院患者的人格特征与照料对策

一、概述

随着医学科学的发展和人们生活水平的提高，人类平均寿命日趋延长，老年人在人口中的比例也在不断增加。随着老龄化加重，老年痴呆的发病率也日渐增多。痴呆对老年患者的社会功能、生活能力和职业功能均有明显的影响，特别是精神行为症状对家庭和个人带来极大的困扰。在住院患者中，老年群体因为各种器官功能逐渐减退，致使身体抵抗力、应激力、代谢功能逐渐下降，使他们的心理逐渐发生变化。另外，生活、工作环境的变化，使老年人往往表现出敏感、多疑、孤独、情绪不稳定、与环境不协调的心理特点，而疾病和住院作为一种心理应激，进一步加剧了老年人的心理不平衡反应。因此，了解老年痴呆住院患者的心理特点及人格特征并提出恰当的护理对策，不仅有助于老年人躯体疾病痊愈，也有助于提高老年人的心理素质，能长久地改善他们的生活质量，进一步预防和减少疾病的发生。

二、老年期认知障碍患者常见的人格特征

老年期认知能力下降,指老年患者对外界客观事物的认知能力下降,远期记忆和语言技巧能力方面退化较少,近期的记忆能力却减弱较快,文化程度愈低,退化愈明显。随着年龄的增长,老年人对事物的分析能力和理解能力逐渐下降,痴呆发生率也越来越高,老年人在认知障碍的基础上,加之生理、心理和社会环境适应等方面的影响,住院后会产生一系列的心理反应,其主要表现特征有如下几个方面。

1. 自尊心强 希望被重视、受尊敬,希望得到周围人的恭维和服从,喜欢别人颂扬他们的功绩,当这些心理需要得到满足时,他们表现愉快;一旦感到受人冷落,便容易出现不耐烦情绪,常常因为一点小事而大发脾气。

2. 固执、刻板 老年人性情比较怪癖、固执,常常以自我为中心,其生活方式即动力定型十分刻板,对周围环境的适应能力差。患者住院后,由于常规生活秩序被打乱而难以适应新的环境,常常为此而引起焦虑情绪和烦恼。

3. 孤独、寂寞 造成老年人孤独感的普遍原因是退休在家,离开了工作岗位和长期相处的同事,终日无所事事,孤独凄凉之情油然而生;儿女分开居住,寡朋少友,缺少社交活动;丧偶或离婚,老来孑然一身。孤独感常常使老年人处于孤独无援的境地,从而产生被遗弃感,继而使老年人对自身存在的价值表示怀疑,出现抑郁绝望情绪。

4. 自卑、无价值感 老年人在入院前多有慢性或老年性疾病,当发病住院后,他们对自己的病情不了解,稍有不适即认为与衰老有关。衰老感的产生是一个人精神衰老、失去生活动力和积极性的开始,因为衰老感会在无形中使人的意志衰退、情绪消沉,甚至加速老年人的生理衰老和心理功能降低,或是出现新的疾病,在心理上表现为老朽感与无价值感。有些退休老人,从退休前有序的工作和生活状态,突然转入松散无规律的生活状态,一时间难以适应,经常感到生活单调、乏味、百无聊赖、度日如年。空虚感是一种消极情绪,它会引起失眠、心神不宁、对周围事物丧失兴趣,对人生感到悲观失望,有时甚至会产生自杀的念头。

5. 怀旧唠叨 人到了一定的岁数之后,就会变得喜欢唠叨,喜欢谈论陈年旧事,喜欢炫耀以往的辉煌,并且一遍又一遍不厌其烦地讲述,借此排除寂寞,填补现实生活中的空虚,维持自己的尊严,求得心理上的慰藉。另外,老年人虽明白生老病死是自然规律,但随着年龄的增长,对死亡的恐惧却与日俱增,为了证明自己顽强的生命力,故而不停地唠叨。老年人的这种唠叨、赘述是其思维方式和思维过程混乱的表现。

6. 感觉剥夺 人类生存需要依靠眼、耳、皮肤、肌肉、关节等所接收的信息,老年人的感觉剥夺被认为是一个普遍的问题。前额叶是老年化最敏感的一个脑区,认知功能的年老减退与额叶皮质功能或执行功能的减退密切相关。随着年龄的增长,衰老首先是视觉的衰退,因晶体硬化和混浊导致视力变差,听力降低、位置觉和方位感降低等都造成老年人处理外界刺激的能力下降,从而出现感觉剥夺。

三、老年人的人格心理特征

人格是一个人的整个心理面貌,具有一定倾向性的心理特征的总和。人格是由多层面复杂的心理特征结合而构成的整体,其中包括完成某种活动潜在的可能性,如能力;包括心理活动的动力特征,如气质;还包括对人、对事、对己的态度与行为方式的特征,如动机、兴趣、理想、信念等。这些成分有机结合起来对人的行为进行调节和控制,若相互关系协调,则人格健康。

(一)老年人的人格类型

1. 成熟型 有智慧,具有十分统一的人格。能以积极的态度面对现实、理解现实,根据自己的能力和身体条件安排适当的活动,妥善处理社会和家庭中的人际关系,正视疾病,承认衰老,理解死亡。

2. 防御型 不敢面对衰老这个现实,用不停的繁忙活动来克服内心的焦虑和不安。回避对老年期的展望和死亡问题,对年轻人持嫉妒心理。

3. 安乐型 自愿从工作岗位上离退下来,满足现状,不再工作,除简单的家务劳动外,不关注其他事情,从事自己喜欢的娱乐活动,将重心转为自我保养。

4. 愤怒型 也称"不服老型"。缺乏理性,容易发怒,不承认自己的衰老,怨恨自己尚未达到人生的目标,把失败归咎于他人,并表示出敌意和攻击性,有较深偏见。对年华的流逝持强烈的反感,自我闭塞,常表现出恐惧和抑郁。

5. 自责型 对一切事物持悲观态度,对别人没有任何兴趣,认为自己的许多选择是错误的,给别人造成了痛苦,生活在自责、自罪感之中,不愿与他人交往,有时甚至走向自杀的绝路。

(二)老年人的人格改变

人格改变指的是在人格发展正常并已成熟的基础上(18 岁以上),由于疾病的原因导致原有人格的改变,如老年期认知障碍患者的人格改变亦属于此类。而不是正常老年人由于年龄的原因所产生的人格变化。人格改变可以是轻微的,一般不引起别人的注意,社会功能也没有明显的影响。在老年期,这样的人格改变与正常老年人由于年龄的原因所产生的人格变化几乎没有差别,但严重的人格改变则显著地影响其社会功能。实际情况是,老年人患多种疾病的风险明显增加,结合老年人的心理特点,面临的其他负性问题也明显多于其他年龄段的人,加之年龄导致的人格变化的基础,因此,老年期人格改变的风险很高。关于老年期人格改变的流行病学资料还很少,可能与人格改变的程度界定困难有关。

老年期影响老年人格的因素较多,包括躯体疾病、精神障碍、创伤应激及痴呆等,若发生了特定的变化,失去成年期的稳定性,出现失调状态,便会导致人格改变,从而严重影响老人的生活质量,也会给家人、社会带来影响,如老年科住院患者中痴呆患者的人际关系困难,给照料及护理带来沉重的负担。老年人的人格随年龄的增长出现生理、心理和社会多方面因素改变的影响,表现出不同于成年人的一些特点。

1. 传统保守　与青年人相比,老年人相对保守,更尊重传统,往往习惯于自身经历的熟悉的事物和做法,不易接受新事物。

2. 被动退缩　随年龄增长出现的自身和环境的因素变化,使得老年人的各种欲望及要求主动或被动地减少,在各个方面趋于被动和退缩。

3. 内向孤独　因退休后社交范围缩小和躯体疾病造成的行动不便,使得老年人与外界、与他人的接触以及沟通和交流明显减少,与成年人相比,显得内向和孤独。

在老年期认知障碍患者中,不是每个老年人都符合上述类型之一,也可能在一个老年人的身上表现出几种人格类型的特点,但多数老年人以某一人格类型为主。

四、老年人的人格评估

老年人的人格评估目的是测定老年人目前精神状态和有无精神障碍等问题,人格的评估方法一般采用投射法和问卷法。

1. 投射法　是在测验时对被测对象加以刺激,让其在不受限制的情况下表现出自己的反应,不知不觉地表露出人格特点。投射法能够动态地观察到被测试者的无意识深层表现,主要用来测试老年人的自我功能、人格特点、自我认识和对别人的认知等。

最常用的评估工具是洛夏克墨迹测验(Rorschach inkblot test),评估方法是使用10张墨迹图,由测试者在第一阶段向被测者按顺序出示每一张图片,同时问被测对象"这是什么?""这使你想到什么?",让被测试者按照自己想象的内容进行描述,测试者记下被测对象的反应时间和所描述的每一句话。第二阶段是询问被测对象的答案是根据墨迹图的哪一部分反映的,以及引起反应的因素有哪些。最后,进行结果分析和评分。

2. 问卷法　问卷法主要是指自陈式人格问卷和人格检查表。一般常用的评估工具是明尼苏达多相人格调查表和艾森克人格问卷。

3. 慢性脑器质性人格改变评定量表　此评定量表由陈大春等人编制,该量表为半定式评定量表,共10个条目,分别为情绪不稳、情感淡漠或不协调、情感脆弱及失禁、社会功能减退、个性改变、行为障碍、幼稚及愚蠢行为、道德伦理的改变、猜疑心及夸大。每个条目采用4级评分(0—3分)。确定诊断分值:6分以下为无人格改变,7~10分为轻度人格改变,11~17分为中度人格改变,17分以上为重度人格改变。

五、老年期认知障碍住院患者的照料对策

老年期认知障碍患者中占比最高的是痴呆患者,痴呆的患病原因尚不清楚。目前研究显示,老年痴呆与年龄、性别、遗传、糖代谢疾病、脂代谢疾病、盐代谢疾病、不良生

活方式、教育程度、抑郁症、创伤障碍等均有关。老年期认知障碍患者伴有不同程度的人格改变,那么针对不同人格特征的老人,该如何解决照料难题呢?

1. 心理护理措施 对老年患者实施心理护理,除了一般患者的心理护理要求之外,还要考虑老年患者的生理、心理和社会适应方面的特点,做到有的放矢。

(1)尊重老年患者的人格,对尤其刚入院的患者,建立良好的医患、护患关系,为治疗和病房管理打下了良好的基础。接诊时,仪表言谈都会给患者留下深刻的印象。这要求我们首先要有可亲可敬的表情以及和善文雅的举止,这不仅能调节医疗环境的气氛,而且能唤起患者战胜疾病的信心。工作人员要表现出情绪愉快,时露笑容;主动热情地与患者打招呼,帮助其整理用物,帮助患者建立病友关系,介绍同病房病友;向家属说明探视时间,同时建立入院心理登记卡,向家属了解患者的生活习惯、心理特征、性格爱好等,为做好入院后心理护理打下必要的基础;在短短十几分钟的接触中可使老年人感到受尊重、受重视,容易接受建议。护士须理解老年患者的心理活动特点,尊重老年患者的地位和人格。对老年患者的称呼须有尊敬之意。与老年患者谈话时要专心倾听他们的主诉,尤其是多次重复其个人史时不可打断患者的谈话,不可表现出厌烦的情绪。老年患者一般都有不同程度的健忘、耳聋和眼花,工作人员要给予理解。回答老年患者提出的询问要态度和蔼、有耐心,说话速度要慢,发音清晰,表情要亲切些。老年患者由于疾病的折磨,情绪消沉,感情脆弱,需要多关心体贴。要用热情的态度、亲切的话语,多与他们交谈,同情、理解、安慰他们;对于易激动的老年患者要因势利导,加强感情疏导,注意不同的心理状态,做适当的安慰与同情或转换说话方式;对一些较固执和情绪暴躁的老年患者,更不能冷言激惹,应态度和蔼,多与他们交谈,关心他们的饮食起居,使他们感到工作人员时刻在关心他们,以增加他们心理上的安全感和依赖感,帮助他们树立生活信心,加强心理休养、安度晚年。

(2)客观环境是影响心境的一大因素,疗养环境应舒适、安全,老年患者住院后,应为他们设置一个安静、整洁、舒适的疗养环境,使他们较快地适应医院生活,消除因住院引起的烦躁情绪。医院要为患者创造良好舒适的环境,使老年患者感到医院和家里一样舒服,工作人员要保持病房安静,减少噪音,做到走路轻、说话柔和、关门轻;病房要保持清洁卫生,摆设整齐美观,床上整洁舒适。另外,窗台上可以养几盆碧绿芬芳的花草,还可调节单调的病房环境,墙角放一缸悠闲的金鱼,在不影响病情的情况下,分派给患者自己管理,增加生活情趣,促进身心健康,使老年患者在舒适整洁的环境中心情愉快,治疗康复。科学研究表明,音乐能够促进人的肌体放松,免疫系统得到强化,皮肤得到松弛,内分泌发生变化,还有明显的镇痛作用;音乐对于人情绪的影响也是巨大的,当人情绪好的时候往往看到事物的积极方面,反之,则会看到事物的消极方面。我们根据患者不同疾病、不同年龄、不同文化背景、不同爱好播放他们喜欢的音乐,保持其良好情绪,促进疾病康复。老年患者多行动不便,特别是对生活不能自理、丧偶或无子女的老人,工作人员应倍加关心和照顾。应为老年患者设置一些自助设备,如扶手、手杖之类,使他们感到方便,并获得安全感及独立感。老年患者的日常用物,最好放在便于拿取的地方,使他们感到便利,不必经常求助于人。在老人床边摆放些家人及子女的照片,时常欣赏可以得到心理安慰,或者放些毛绒玩具和洋娃娃也会增加安全感。

(3)调节好患者的住院生活。工作人员应善于调节患者的生活,在饮食上力求美味可口,富有营养,易于消化,使老年患者在进餐中获得快慰。在精神上,应善于排解老人的忧虑,加强沟通,建立良好的关系,老年患者由于工作、社会活动减少以及缺乏倾诉对象等,容易产生孤独感、无用感,甚至负罪感或被遗弃感等不良情绪。因此,给予老年患者更多的关心和爱护,加强沟通,建立良好的护患关系显得尤为重要,而语言是重要的沟通手段,所以在与其交谈中,应注意使用礼貌得体的语言,同时注意语言要通俗易懂,说话速度应放慢,必要时多重复两遍;语气要轻柔,声调不要太高,吐词要清楚,同时也能达到消除老年患者的猜疑和不信任感的效果,使沟通顺利进行,对患者讲的事情要耐心倾听,要反映出护理人员对老年患者的一片诚心,使他们在心理上得到安慰,尤其对丧偶或无子女者,要多与他们交谈,关心他们的冷暖及生活上的需要,并设法帮助解决。为丰富患者的精神生活,可允许其做一些安全、有趣味和力所能及的活动,如下棋、散步、听音乐、看电视等,转移其对疾病的注意力。老年患者一般都盼望亲人来访,要有意识地建议其家人多来医院看望,带来晚辈们工作、学习等方面的喜讯,使老人得到宽慰。

(4)形式多样地开展健康教育。鉴于老年人记忆力差,可根据不同疾病、不同文化背景,结合病情讲解治疗、护理及康复知识;对患者的体力和心理做出恰当评估;向家属交代患者住院期间的心理活动及心理护理的效果以及实施的心理护理措施;把疾病的诱因、出院后的注意事项及对患者美好的祝福印制成精美的卡片送给患者,使患者感到随时有人重视他们、关心他们,使他们保持良好积极的情绪。患者的心理健康对疾病的发生、发展及预后都有着密切的关系,良好积极的心理状态不仅会促进疾病的康复,甚至会创造奇迹。因此为患者提供优质有效的心理护理已经成为医疗护理工作中的重要组成部分。随着医疗模式的转变和世界老龄人口比例的逐渐上升,必须重视老年人的心理问题和心理健康,实施整体护理并针对不同个体进行有效的心理护理和指导,调理他们的情绪和情感,使老年人的身心尽可能处于接受治疗的最佳状态,这将对老年患者的疾病康复起到事半功倍的效果。

(5)以人为本,建立完善的治疗方案。在工作中,工作人员应尽可能地考虑患者的经济承受能力,选择适宜的诊疗方案,以避免因经济负担过重而使患者产生抑郁等不良情绪,影响患者的康复及生活质量。与家属多沟通,多了解住院患者的背景以及脾气秉性,有助于护理工作的开展,能及时解决患者的需求,得到家属的认可与支持,产生良性循环,让家属放心、医护人员安心。随着"以患者为中心"的管理模式全面开展,对老年患者心理特点的不断深入了解,必定会为广大老年患者的身心健康做出更大的努力。提高工作人员的自身素质是取得患者信任的关键因素,只有全面提高工作人员的综合素质,建立有效、良好的沟通,患者才会感到放心,从而消除焦虑、紧张的心理,有助于战胜疾病、恢复健康。

2. 心理护理干预方法 基于弗洛伊德人格结构理论为框架的护理干预应用效果,可以建议患者适当进行自我护理,若患者无法独立完成基本生活,应及时给予协助、心理安慰、心理干预。

(1)挑选临床经验较丰富的护理人员成立护理小组,认真掌握弗洛伊德人格结构理论的基本内容,对患者病情、性格特征、认知程度等进行有效评估。

(2)工作过程中给予患者充分尊重,对其性格变化、精神症状表示理解,耐心倾听患者的诉说,并尽量满足其合理要求;若无法满足则应耐心解释,避免采取损伤其自尊心的行为及语言。

(3)积极与患者沟通交谈,掌握其兴趣爱好,指导其多做喜欢的事情,如看报纸、看电视等,以此转移其注意力,调节不良情绪,使其保持乐观、开朗、积极的心态。

(4)鼓励患者家属多陪伴患者,耐心与其交流,减轻甚至消除患者的寂寞、孤独感,充分感受到家庭温暖及生活乐趣。

(5)记忆功能干预,指导患者复述随机数字,从两位数开始,护理人员说出数字后,要求患者立即进行复述,并逐渐增加数字位数,直至复述失败。

(6)语言功能训练,通过单词及短语填表或视觉感较强烈的卡片与图片形式进行语言功能训练,并适当给予鼓励,增强患者的康复治疗信心。

(7)邀请取得良好预后效果的患者进行指导,告知患者严格遵循医嘱用药的必要性及重要性、擅自增减药量或停药可引起的危害以及自身经规范治疗、用药后取得的良好治疗效果,加深患者规范用药的依从性,提高自我效能感。同时,外界支持对调节患者身心状态具有重要作用,良好家庭、社会支持可确保患者获取心理安慰,感受亲情温暖,减轻身心负担。在护理工作中应注重锻炼患者使用生活工具、大小便、进餐、穿脱衣物、洗漱等基本日常生活能力,并及时给予鼓励,可提高患者的治疗信心。护理过程中要注意对预后良好患者进行指导,通过其康复成功体验对其身心产生积极影响,提高老年期认知障碍患者治疗及康复新信心、自我效能感。

老年期认知障碍患者伴有不同程度的人格改变,增加了照料的难度,长期的照顾很容易给照料者带来巨大的身心负担,超过一半的痴呆照料者感觉自己身体不适。然而照顾过程中也会有积极作用,如在这一过程中实现自我价值,收获被需要、感激等积极感受。这些积极作用可增强照料者面对各种压力时的承受能力。照料者年龄越大,照顾压力越明显,年轻的专业照料团队可以更明显地减少照料者的压力,也更适合老年人的长期照料。通过开展健康教育、照顾技能指导培训,并通过正念训练对照料者进行系统的指导,加强经验与情感交流,不仅能释放消极情绪,也能提高照料者的照料技能以及解决问题的能力。

(郭云红)

第三节　老年期认知障碍住院患者的躯体功能照料与康复

一、老年期认知障碍住院患者的躯体功能问题与诊疗简介

(一)老年期认知障碍住院患者的躯体功能问题

老年期认知障碍是一种进展性疾病,随着病程发展,患者会在认知和精神行为症状的基础上伴发肌肉、关节、平衡功能、手精细活动等肢体运动功能障碍,出现躯体感觉异常、吞咽功能减退、大小便控制能力减弱等日常生活活动障碍,甚至出现压疮、坠积性肺炎、深静脉血栓等严重的躯体并发症。这些躯体功能问题与患者的生存质量和照料者负担密切相关,重视躯体功能的康复和照护,提高照料者的预防意识和专业技能水平,对提高患者的生存质量和减轻照料者的劳动负担有非常重要的意义(表4-1)。

表4-1　日常生活料理能力评定(ADL评定)

项目	分类和评分	项目	分类和评分
大便	0=失禁	修饰	0=需帮助
	5=偶尔失禁		5=独立洗脸、梳头、刷牙、剃须
	10=能控制		
小便	0=失禁	用厕	0=依赖别人
	5=偶尔失禁		5=部分需要帮助
	10=能控制		10=自理
吃饭	0=依赖	穿衣	0=依赖
	5=需部分帮助		5=需一半帮助
	10=全面自理		10=自理
转移	0=完全依赖别人,不能坐	上、下楼梯	0=不能
	5=需大量帮助(2人),能坐		5=需帮助(体力或语言指导)
	10=需少量帮助(1人)或指导		10=自理
	15=自理	洗澡	0=依赖
活动(步行)	0=不能动		5=自理
	5=在轮椅上独立行动		
	10=需1人帮助步行(体力或语言指导)		
	15=独自步行(可用辅助器)		

(二)老年期认知障碍住院患者躯体问题的诊疗简介

由于这些躯体问题的起因多为痴呆性疾病,目前尚无可以根治的治疗手段,临床诊疗主要从治疗相关原发疾病、药物维持脑功能、中医中药治疗、物理和康复治疗、其

他对症支持治疗 5 个方面着手,目的是改善疾病症状、延缓患者躯体功能衰退。常用药物包括脑循环促进剂、脑代谢激活剂、调节神经递质的药物、神经保护药物、精神科对症治疗的药物、中医药等。物理治疗和康复治疗包括高压氧治疗、经颅电刺激、磁场治疗、光疗、电疗、运动疗法、作业疗法、认知知觉功能训练、有氧训练等。我们在临床上还会根据病情的不同,采用针灸推拿、穴位刺激、心理治疗等手段,保护脑功能,提高患者的生活能力,预防和治疗各类并发症。

二、老年期认知障碍住院患者躯体功能问题的康复评定

康复医学对患者的认识和干预是基于患者自身存在的功能障碍,如果患者完成某个动作或某项日常生活活动存在困难,这个困难就是患者存在的障碍。康复干预的出发点就是克服这个困难,通过物理治疗、康复训练、矫形器和工具代偿等方式来帮助患者实现这个功能活动。这与临床治疗有很大的不同,康复治疗的依据主要是患者的功能障碍程度及预后判断,我们称之为"康复评定"。下面介绍患者的吞咽、平衡、肌力、肌张力、步行能力、手功能的康复评定(表 4 - 2)。

表 4 - 2　康复评定

项目		量表
躯体外观情况		人体形态评定 身体姿势评定 体格评定 身体围度(周径)的测量
心肺功能评定	心功能评定 P 2	心脏功能分级及治疗分级(美国心脏学会) 自觉用力程度分级(RPE)P 2
	肺功能评定	呼吸功能分级评定 呼吸困难分级 P 3
平衡功能评定		Berg 平衡量表 P 3 MAS 平衡功能评定 P 6 Fugl-Meyer 评定法 P 7
肌张力评定	肌张力	肌张力的神经科分级方法 P 7
	痉挛	改良 Ashworth(MAS) P 8 Fugl-Meyer 评定法 P 8

续表

项目			量表
上肢及手功能评定			Brunnstrom 评定 P 11 FIM 评定 P 12 简易上肢功能评定（STEF） 偏瘫手功能评定 P 14 Carroll 上肢功能测试 （UEFT）P 14 Sollerman 的手 ADL 能力测试 项目 周围神经损伤后感觉功能恢复标准 P 15
感觉功能评定	浅感觉		脊髓节段性感觉支配及其体表检查部位
	疼痛		视觉模拟评分（VAS）
	脊髓		ASIA 评定 p 16
认知功能评定	认知		Glasgow 昏迷量表 P 18 简明精神状态检查（MMSE）P 19 认知功能筛查量表（CASI）
	注意		数字距检查
	记忆		Rey-Osterrieth 复杂图形 记忆测验 韦氏记忆量表
	知觉	视觉空间认知障碍	Albert 线段划消测验 Schenkenberg 二等分线段 测验　高声朗读测验　绘图测验
		失用症	意念性失用检查内容及误反应表现
情绪、情感障碍评定			抑郁量表

（一）吞咽功能的评定

目前有关吞咽功能的评定已经发展出不同角度、不同疾病、不同病程的多种评定方法，其中应用最简便、最广泛的是洼田饮水试验。方法：用茶匙让患者喝水（每茶匙含水 3～5 ml），如果患者在这个阶段即发生明显噎呛，可直接判断饮水吞咽测试异常。如无明显呛咳，则让患者采取坐位姿势，将 30 ml 温水一口咽下，记录饮水方式、所需时间及有无呛咳等内容（图 4-1、表 4-3）。

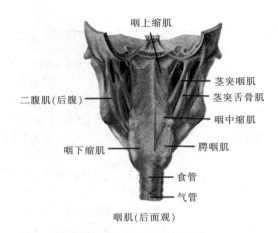

图 4-1　咽喉局部解剖

表 4-3　洼田饮水试验分级标准

分级	内容	标准
1 级(优)	能顺利地 1 次将水咽下	
2 级(良)	分 2 次以上,能不呛咳地咽下	正常:1 级,5 秒之内
3 级(中)	能 1 次咽下,但有呛咳	可疑:1 级,5 秒以上或 2 级
4 级(可)	分 2 次以上咽下,但有呛咳	异常:3～5 级
5 级(差)	频繁呛咳,不能全部咽下	

(二)平衡功能评定

平衡功能对于评估患者的步态、跌倒风险、日常生活能力和患者的生活质量非常重要。我们常用的平衡功能评定工具是 Berg 量表。具体方法:观察患者从坐位站起、无支持站立、无靠背坐位,双脚着地或放在凳子上、从站立位坐下、转移、无支持闭目站立、双脚并拢无支持站立、站立位从地面捡起物品、站立位转身向后看、转身 360°、无支持站立时将一只脚放在台阶或凳子上、一脚在前无支持站立、单腿站立 14 个动作的完成情况赋予分值,来综合评估患者的平衡能力。最高 56 分,0～20 分平衡功能差,活动需轮椅;21～40 分有一定的平衡能力,辅助下步行,跌倒风险;41～56 分,平衡能力较好,可以独立步行(表 4-4)。

项目	评定内容
1	从坐位站起
2	无支持站立
3	无支持坐位
4	从站立位坐下
5	转移
6	闭目站立
7	双脚并拢站立
8	上肢向前伸展并向前移动
9	从地面拾起物品
10	转身向后看
11	转身 360°
12	交替将脚放在小凳子上
13	两脚一前一后站立
14	单腿站立

表 4-4 Berg 平衡量表(BBS)

（三）肌力与肌张力评定

肌力指人完成有意识主动活动的肌肉力量,常见问题是肌力低下,无法完成主动功能活动。肌张力是指肢体维持特定姿势的肌肉力量,常见问题是肌张力过高,主要表现是患者非关节骨性因素的僵硬状态和被动活动困难(表 4-5、表 4-6)。

表 4-5 徒手肌力检查法肌力评定标准

级别	英文缩写	评定标准
5	N	能抗重力及最大阻力完成关节全范围内活动
5—	N—	能抗重力及最大阻力完成关节 50%～100%全范围内活动
4+	G+	能抗重力及接近最大阻力完成关节全范围内活动
4	G	能抗重力及中等阻力完成关节全范围内活动
4—	G—	能抗重力及中等阻力完成关节 50%～100%全范围内活动
3+	F+	能抗重力及最小阻力完成关节全范围内活动
3	F	能抗重力完成关节全范围内活动
3—	F—	能抗重力完成关节 50%～100%全范围内活动
2+	P+	能抗重力完成关节小于 50%全范围内活动,非抗重力可完成关节全范围活动
2	P	非抗重力可完成关节全范围内活动
2—	P—	非抗重力可完成关节 50%～100%全范围内活动
1	T	可触及肌肉收缩,但不能引起任何关节活动
0	Z	无任何肌肉收缩

表 4-6　肌张力评定标准:改良的 Ashworh 痉挛量表

等级	标准	结果
0	被动活动肢体在整个范围内均无阻力	肌张力不增加
1	被动活动肢体在终末端时有轻微的阻力	肌张力稍增加
1+	被动活动肢体在前 1/2 ROM 中有轻微的"卡住"感觉,后 1/2 ROM中有轻微的阻力	肌张力稍增加
2	被动活动肢体在大部分 ROM 内均有阻力,但仍可以活动	肌张力轻度增加
3	被动活动肢体在整个 ROM 内均有阻力,活动比较困难	肌张力中度增加
4	肢体僵硬,阻力很大,被动活动十分困难	肌张力高度增加

(四)步行能力评定

目前比较常用的是 Holden 步行功能分类,分为 6 个等级,分别是 0 级无功能,患者不能行走,需轮椅或两人协助才能走;Ⅰ级需要大量持续性的帮助,需使用双拐或需要 1 个人持续不断地搀扶才能行走或保持平衡;Ⅱ级需要少量帮助,能行走但平衡不佳,不安全,需 1 人在旁边给予持续或间断地接触身体的帮助或需要使用膝-踝-足矫形器(KAFO)、AFO、单拐、手杖等保持平衡;Ⅲ级需监护或语言指导,能行走,但不正常或不够安全,需 1 人监护或用语言指导,但不接触身体;Ⅳ级平地上独立,在平地上能独立行走,但在上下斜坡,在不平的地面上行走或上下楼梯时仍有困难,需他人帮助或监护;Ⅴ级完全独立,在任何地方都能独立步行(表 4-7)。

表 4-7　步行能力评定量表

级别	表现		
0 级:无功能	患者不能行走,需要轮椅或 2 人协助才能走		
Ⅰ级:需大量持续性的帮助	需使用双拐或需要 1 个人连续不断地搀扶才能行走或保持平衡		
Ⅱ级:需少量帮助	能行走但平衡不佳,不安全,需 1 人在旁边给予持续或间断地接触身体的帮助或需使用膝—踝—足矫形器(KAFO)、踝-足矫形器(AFO)、单拐、手杖等以保持平衡		
Ⅲ级:需监护或语言指导	能行走,但不正常或不够安全,需 1 人监护或用语言指导,但不接触身体		
Ⅳ级:平地上独立	在平地上能独立行走,但在上下斜坡,在不平的地面上行走或上下楼梯时仍有困难,需他人帮助或监护		
Ⅴ级:完全独立	在任何地方都能独立行走		
时间			
级别			
评定者			

（五）手的整体功能评定

研究表明,部分大脑疾病的病程与患者握力、手精细活动功能的下降密切相关,照料者关注患者的手功能水平,帮助患者维持手功能的训练对延缓病情进展和提高生活质量非常重要。临床常用 Carroll 手功能评定法来评估患者的手功能水平。评定分成六大类,共33项,每项0~3分。Ⅰ~Ⅳ类主要是手的抓握和对捏功能;Ⅴ~Ⅵ主要是检查整个上肢的功能和协调性。最高分:利手99分,非利手96分。90分以上为完全有功能;76~89分为功能不完全;75分以下为差、很差、微弱(图4-2)。

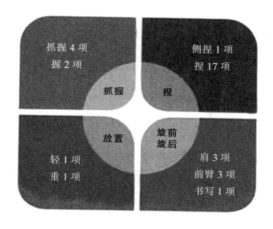

图4-2 手的整体功能评定法

三、老年期认知障碍住院患者躯体功能问题的康复治疗

（一）肢体运动功能问题的康复训练

随着认知障碍的疾病进展,患者的神经系统指挥能力逐渐减弱,主动活动的意识和能力下降,可能出现肌力下降、肌张力异常、肌萎缩、关节僵直、运动协调障碍,步行障碍和身体耐力低等躯体运动功能障碍。对于诊断明确的患者,应该在运动障碍出现之前就有意识地鼓励患者参与各种运动活动,维持患者的相关功能,及早发现和对症支持治疗。出现明确问题的患者可以针对性地采取肌力训练、关节活动度训练、降低肌张力的手法治疗和物理治疗、推拿按摩、平衡协调训练等运动治疗技术手段。对于步行障碍和身体耐力低下的患者,可以开展辅助下的步行练习、室内功率自行车练习、有氧健身操等治疗方法。血管性痴呆的患者出现的运动障碍,重点开展神经肌肉促进技术的手法操作训练来改变患者的运动模式,训练进食、床上位置转移、站立等基本功能活动,最大限度地学会生活中实用的动作,提高生活质量。帕金森病性痴呆患者,可

以着重开展松弛训练、关节活动度训练、姿势训练及步态训练等内容,延长独立生活的时间与能力,预防肌萎缩、骨质疏松、心肺功能下降等继发功能障碍。

(二)躯体问题的物理因子和中医康复治疗

针对老年期认知障碍的病程中可能出现的各种继发性疾病和功能障碍,我们还有一些物理因子和中医中药的治疗方法可以给患者帮助,如采用直流电刺激患者相关经络和穴位,改善患者的焦虑和抑郁等心理疾病症状;采用肢体空气波压力循环治疗来预防长期卧床或运动失能患者的深静脉血栓和压疮;应用超声波和超短波等物理因子促进患者的炎症吸收,治疗各种轻度炎症性疾病。同时还可以适当开展艾灸、拔罐、中药贴敷等安全、无创伤的中医中药外治法治疗患者的躯体疾病。

(三)其他躯体并发症的康复干预

1. 呼吸及排痰障碍　处于痴呆中晚期长期卧床或原有呼吸系统疾病的老年患者,会出现呼吸表浅、呼吸肌群功能下降、易发生呼吸道感染、排痰困难等问题。可在床边进行腹式呼吸、调整呼吸与吸气的时间比,练习抗阻呼吸等加强呼吸功能的训练;辅以体外震动、叩击、辅助咳嗽技术和体位排痰等方法,预防肺部感染。出现肺部感染以后,也可以采用超声波、超短波、中高频电疗等具有局部消炎止痛作用的物理因子治疗,作为药物治疗的辅助手段。

2. 吞咽和构音障碍　存在两种情况:一是患者由于各种原因,不能正确使用唇、舌、软骨以及相关肌群,导致不能协调地完成吞咽动作;二是吞咽反射迟钝,食物进入咽部时不能有效刺激引起吞咽动作,导致进食时发生呛咳、误吸。对于有一定认知能力的患者,可以训练其进食前先吸气、憋气再吞咽,以免食物进入呼吸道;对患者的咽门、软腭、舌后部、吞咽相关肌群进行冷或热的刺激;同时对咽喉部皮肤表面采用神经肌肉电刺激、针灸等物理因子治疗。

3. 膀胱与直肠功能障碍　痴呆伴随的神经性病变如果累及排尿、排便的生理活动和神经调节过程,或者患者在卧床期间伴发会引起排尿和排便异常的疾病,就会导致膀胱与直肠的功能障碍,引起大小便失禁。此类患者在药物治疗及其他对症治疗的同时,可以尝试开展括约肌控制训练、排尿反射训练、手法排尿训练、盆底肌功能训练、相关肌群的电刺激和生物反馈训练等。必要的站立和步行训练、腹部按摩、腹肌训练、吸气训练、提高身体耐力的运动疗法等能显著改变长期卧床患者的排便功能。

4. 痉挛和挛缩　痉挛是中枢神经系统损害后出现的肌张力异常增高,由牵张反射兴奋性增高所致,伴随肌肉牵伸速度的增加,肌肉痉挛的程度也增高。挛缩是指由于关节本身、肌肉和软组织病变引起关节的被动活动范围受限。这两个问题在老年期认知障碍长期卧床患者中发生较为常见,治疗痉挛的原则是缓解肌痉挛,提高或恢复患者的运动能力和日常生活活动能力,方法包括冷疗法、温热疗法、痉挛肌和其拮抗肌的交替电刺激疗法、运动疗法、姿势和体位疗法、矫形器应用等。治疗挛缩时,应该在分清关节源性挛缩、软组织性挛缩和肌肉性挛缩的基础上,从保持良好体位、使用物理因子治疗和运动疗法 3 个方面给予干预。

5.压疮 压疮的康复治疗在促进创面本身修复的临床治疗的基础上,侧重于患者的感觉、运动、认知和日常活动能力的恢复,采用运动和物理因子治疗的方法,消除压疮产生的压力、摩擦力和剪切力等致病因素。采用合适剂量的紫外线照射促进组织再生,改善局部血液循环,促使溃疡面的坏死组织和分泌物脱落,同时也具有一定的杀菌作用。采用红外线照射可以显著改善受压组织的血液循环。激光照射也有促进皮肤组织再生的功能。采用超短波治疗可以促进损伤部位新生结缔组织的生长,促进慢性缺血肌肉内毛细血管的生成,从而促进创面的修复。

6.疼痛 各种原因产生的疼痛也是老年痴呆患者疾病进程中比较多见的问题,常采用电刺激镇痛、冷疗和热疗、运动疗法、行为疗法与心理支持、推拿按摩等方法帮助患者控制疼痛,减少并发症。

四、老年期认知障碍患者住院后躯体问题的康复与照料原则

(一)安全原则

最大可能地保证患者安全是照料者的第一职责,针对患者最常见的误吸(服)、跌倒、走失、烫伤、自伤或伤人等安全问题,及时查找问题并消除隐患,如保持室内整洁、安全、安静,物品摆放相对固定,经常出入处如餐厅、厕所、卧室等要有明显标识,地面防滑,厕所安装扶手;将锐器、清洁剂等危险品收藏好,勿让患者接触热水、电源;随身携带安全卡,卡上注明患者姓名、家庭住址、家人联系电话等,使安全意外的发生率降到最低点。

(二)遵守医嘱及健康教育原则

住院时医护人员会根据患者的病情和每日的变化开具医嘱和健康教育处方,照料者应该严格以此为指导,对患者的药物、二便、并发症预防等问题做到尽可能详细的了解。忽视健康教育和医嘱,往往会导致患者过早出现并发症,而这些并发症又会不同程度地引发或加剧病情的发展,所以正规、系统的康复和照料管理可延缓病情发展,减少意外和全身并发症的发生。

(三)与患者建立良好关系和沟通原则

与被照料者建立良好关系是实施照料的基础。照料者的支持对患者的生存质量起着事半功倍的作用。顺畅沟通,建立良好关系,积极帮助他们改善不良心理状态,减轻精神压力,才能提高康复与照料的干预效果。由于照顾者文化程度不同,加之认知

功能障碍患者的理解和配合能力较低,使大多数照顾者在现实照料中存在许多问题,这就要求照料人员要具备良好的心理素质和专业技能。此外,加强社会支持,通过各种形式与患者家属一同多与照顾者沟通,关心、理解他们,沟通中反复强化相关知识和护理技巧训练,并耐心解答他们提出的问题,从而使照顾行为更规范,患者获得最佳照顾效果,同时也可提高治疗依从性。

(四)躯体照料与心理支持相结合原则

心理支持包括针对照料者和被照料者两个方面。照料者因相关知识缺乏,以及长期面对特殊人群和繁重的日常生活护理,有可能导致心理压力较大,没有属于自己的时间,夜间常被患者吵醒而致情绪焦虑、烦躁等。我们应有针对性地对照料者进行必要的心理健康教育,对心理负担较重的照料者多给予社会支持,必要时请心理专家给予心理疏导,使照料者心态得以调整,并从日常照顾护理中发现乐趣。针对被照料者的心理支持应充分有效地调动家庭成员的积极性,给予患者更多的关注和理解,必要时请心理专家予以疏导,能显著提高照料质量和患者的生存质量。

五、老年期认知障碍住院患者躯体功能的照料常识与技巧

(一)重视一般生命体征的监测

出现认知障碍的老人,会表现出不同程度的能力下降和反应减慢,对身体情况的变化不敏感和无法表达,因此照料者对患者生命体征的严密观察、监测非常重要,特别是有基础疾病的老人,应时常关注体温、呼吸、脉搏、血压和血糖等一般生命体征。体温的正常值在 $36\sim37℃$,脉搏的正常值在 $60\sim100$ 次/分,呼吸的正常值在 $16\sim20$ 次/分,成人安静时收缩压在 $90\sim140\,mmHg$,舒张压为 $60\sim90\,mmHg$,脉压为 $30\sim40\,mmHg$,成人血糖值餐后 1 小时正常在 $6.7\sim9.4\,mmol/L$,最高不超过 $11.1\,mmol/L$,餐后 2 小时 $\leqslant7.8\,mmol/L$;若失智程度较重伴发糖尿病,则应适当提高标准,将血糖控制在 $7.0\sim8.0\,mmol/L$,避免发生低血糖危险。

(二)做好合并其他内科疾病的服药管理

老年期认知障碍患者常因近记忆障碍、精神症状和性格改变出现漏服药、误服药、多服药、拒服药等情况,照料者应对老人的认知障碍程度、自我照料能力、服药配合程度、环境安全和药物安全做出评估,决定由老人自行安排服药还是由他人帮助服药。照料者应对老人用药的给药途径、剂量、浓度、时间、是否有不良反应做好记录。口服药物一般不要超过 5 片,药物多时应分 $2\sim3$ 次服用。一般情况下,需空腹服用的应在饭前 $30\sim60$ 分钟服用,对胃黏膜有刺激、需饭后服用的应在饭后 $15\sim30$ 分钟服用,降血脂、助眠药物应在睡前 $15\sim30$ 分钟服用。外用给药的应做好用药前和用药后的皮

肤清洁与保护。

(三)做好皮肤护理与保健,避免躯体方面的小问题恶化带来严重后果

老年人皮肤老化严重,容易受损,多伴有萎缩、增生、迟钝或敏感等异常表现,可从预防损伤、注意饮食起居、合理洗澡清洁、合理使用护肤产品和警惕皮肤病恶变等方面做好皮肤基础保健。如出现湿疹、药疹、股癣等皮肤病表现,应做到多饮水促进排泄、对空气和物品消毒控制感染、保护黏膜、避免局部刺激、适当忌口、不食用刺激性和易引起过敏的食物或饮料。如出现局部水肿或压疮,应及时汇报医护人员,明确病因和严重程度,日常生活中需保持床单的整洁、防止皮肤破损,定时调整体位,使用气垫、软枕等减压用品,加强营养和适量运动,促进水肿消退、压疮恢复。

(四)重视住院感染风险的防控

对于病程较长,患者病情较重,特别是长期卧床和长期插管的患者,尤其应指导照料者学习基础的护理知识,管理好留置胃管、尿管,避免出现继发感染。

1. 留置胃管的管理　胃管管理的注意事项:①重点是保持胃管通畅、防止误吸、防止脱管;②鼻饲前患者坐位或半坐卧位,回抽胃液,确认胃管位置正确;③鼻饲前后用20 ml温开水冲管,防止堵管;④注意营养液的温度(37～42℃)、液量(每次不大于500 ml)、间隔时间(大于2小时);⑤一般每个月去医疗机构更换1次胃管(具体差异以医嘱或产品说明书为准)。

2. 留置尿管的管理　尿管管理的注意事项:①接触尿管操作前后彻底清洁双手;②保持尿管的固定与通畅,防止折叠、扭曲和牵拉;③对会阴部位清洁消毒的方法正确,物品专用,避免交叉感染;④观察尿液的量、质、色,24小时为1 000～2 000 ml,大于2 500 ml为多尿,小于400 ml为少尿,小于100 ml为无尿;⑤一般情况下,尿管与尿袋使用28天后需到医疗机构更换(具体差异以医嘱或产品说明书为准);⑥有条件应建立家庭尿管管理记录本,记录使用时间、型号、每日饮水量、尿量、尿色、皮肤、体温变化等情况。

(五)防范躯体功能康复活动时的意外事件

跌倒和外走是躯体功能尚可的老年期认知障碍住院患者最常见的意外事件,极有可能造成严重后果。对于躯体功能尚可的老人,特别要注意日常活动锻炼与患者安全的平衡。在进行康复训练活动时应注意地面是否足够安全、确保光线充足、选择合适的助行工具,保持与老人1米以内的安全距离。万一发生跌倒,不要急着扶老人起来,应先评估伤情,根据情况采取不同的处理方法,避免二次损伤。在住院期间,患者应时刻在老人的视线范围内,不能让老人单独外出或在走廊、门口等存在无意识走出病区风险的地方单独活动,防止患者在住院期间出现安全问题。

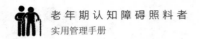
尽管政府和社会为老年人的养老和医疗做了巨大的投入和大量的工作,但是目前从全局来看我国的相应机构发展仍旧不健全,大部分老年期认知障碍患者由家属或者保姆照料,照顾者的支持对患者的生存质量有举足轻重的作用。照料者的专业培训和相关知识的掌握水平及其护理行为对患者的病情产生极大的影响,因此照料者的自我学习和专业化培养是一项亟待解决的社会问题。

(冯建邦)

第四节　老年期认知障碍住院患者的生活能力照料与康复

一、概述

老年期认知功能障碍是老年期常见的一组临床综合征,患者的日常生活能力缺陷是由于认知过程和躯体功能双重障碍所致。其临床特征为生活能力下降、人格改变、智能衰退、病程迁延,给老年患者的生存质量造成严重影响。适宜的照料管理模式可以延缓老年期认知障碍患者的病情进展、改善生活质量,从而延长生命并减轻照料者压力。

二、老年期认知障碍住院患者的生活能力照料

(一)老年期认知障碍住院患者的日常生活能力评估

日常生活能力包括两个方面:基本日常生活能力(BADL)和工具性日常生活能力(IADL),前者指独立生活所必需的基本功能,如穿衣、吃饭、如厕等;后者包括复杂的日常或社会活动能力,如出访、工作、家务能力等,需要更多认知功能的参与。日常生活能力的减退是老年期认知障碍的核心症状之一,工具性日常生活能力量表是人群中老年期认知障碍筛查的有效工具。评价日常生活能力常用的量表包括阿尔茨海默病协作研究日常生活能力量表(ADCS-ADL)、Lawton 工具性日常活动能力量表、社会功能问卷(FAQ)、进行性恶化评分(PDS)和老年期认知障碍残疾评估(DAD)等。其中,FAQ 和工具性日常生活能力量表涉及复杂的社会功能和日常活动,适用于对较轻患者的评价。重度认知障碍患者应该另选相应的评定量表,如阿尔茨海默病协作研究重度患者日常生活能力量表(ADCS-ADL)。由于认知能力下降,大部分患者不能客观地评价自己的日常能力,应当根据患者本人和知情者的报告综合评估患者的日常能力。

(二)老年期认知障碍住院患者的生活能力照料内容

1. 加强健康教育及保健指导,鼓励老年人选择健康的生活方式

(1)对患者和家属进行健康教育:目的是使他们了解老年期认知障碍的特点和治

疗原则,取得患者及家属对治疗或康复方案的理解和支持,特别是要在此过程中培养家属对患者的支持性行为,纠正家庭成员对于疾病的不正确观念,医护人员应指导家属关心、关怀、陪伴患者,多探视患者并与患者进行交流,提供患者与家属的独处时间,安排一些与家庭相关的活动,使老年期认知障碍患者享有家庭生活,以延缓患者可能存在的进行性衰退。

(2)选择健康的生活方式:健康的生活方式和老年人自理能力状况密切相关。为老人创造一个安全、温馨、舒适的生活环境,鼓励老年人选择健康的生活方式、合理的饮食、规律起居、积极参加体育锻炼、保持积极乐观的心态、善于调控情绪、积极参与社会生活,对提高患者的自理能力起到积极的作用。

2. 老年期认知障碍患者护理 护理是老年期认知障碍患者诊疗策略中的一个重要内容,尤其是对日常生活能力明显减退的中度、重度老年期认知障碍患者更为重要。

(1)老年期认知障碍患者的护理评估:制订护理计划前应对每位患者及其家庭、照料者情况进行全面评估。评估需覆盖患者的整体病情,如意识状态、认知状况、行为症状、精神状况和生活功能,同时还应对患者生活的支持系统和决策能力、主要照料者的心理和身体健康,以及患者家庭的文化、信仰、语言、教育情况和家庭决策过程等方面进行评估。评估途径包括询问患者本人、主要照料者、其他亲友等与患者有接触的人。应评估记录患者以下几方面的变化:

1)日常生活能力:包括进食、洗澡、穿衣、运动能力、如厕、管理财务和就医的能力。

2)认知功能:如记忆力、定向力、计算力、注意力等状况。

3)精神行为症状:如焦虑、抑郁、谵妄、幻觉、脱抑制等。

4)患者的病情变化:如突发的生命指征变化、新发躯体症状,以及认知、日常活动能力及行为变化等。

5)评估患者的居住环境舒适程度及其安全性,了解患者的生活习惯、护理需求。

6)评估患者的决策能力,决定患者是否需要代理人。

7)评估服药情况和护理的需求,评测是否需要制订临终护理计划。

8)评估患者的家庭和社会支持系统,确认患者的主要照料者,并对照料者的心理和生理健康也予以评价。

(2)老年期认知障碍患者的照护原则。

1)老年期认知障碍患者的护理原则:提高患者的生活质量,延缓病情发展。

2)实行个性化护理让患者不同程度地受益:护理人员应采用自理能力量表评估患者的自理能力,确定其自理能力水平,选择不同的护理系统。对完全失去自理能力的患者,护理人员应实行全补偿性护理系统;对部分失去自理能力的患者护理人员应实行部分补偿性护理系统,可帮助患者完成其丧失的自理能力;对患者有能力满足自我照顾需要,但缺乏相关知识的,护理人员应使用辅助—教育系统满足其需要,加强健康教育。

（3）不同程度患者的照料护理。

1）轻度老年期认知障碍患者的护理：对于早期老年期认知障碍患者应当采取与中度、重度患者不同的护理方法。在老年期认知障碍早期，疾病进展相对缓慢，患者有较多机会改变和保持生活质量、参与治疗计划的制订，对自身生活计划的制订提供意见。应当关注早期患者的特定需求，帮助建立家庭护理系统，提供疾病相关知识和信息。轻度、中度患者早期认知功能有一定保留，因此护理过程中若能积极开展肌松弛、认知刺激计划、正确学习等训练有助于改善和维持患者记忆、语言等认知功能。

早期老年期认知障碍护理可综合使用非药物干预方法如躯体锻炼，在患者可耐受的范围内尽量进行关节锻炼，以提高患者的肌力、平衡和协调性；认知疗法以认知训练和记忆康复为首选；综合的娱乐性治疗（如艺术、写作、参与社交等）；参加支持性小组（持续、非时间限制）；积极改善睡眠；个性化的活动指导，提高患者的独立性（如电话的使用和兴趣爱好等）；各种提示物的使用，帮助患者维护现存功能。需要提示的是，如在评估中患者病情或生活能力等状况急剧下降，应与患者的主要照料者或家属沟通。

2）中度老年期认知障碍患者的护理：在老年期认知障碍中期，记忆力丧失、语言困难、失认、失用的症状以及计划和决策能力的丧失均有所加重。精神行为改变在本阶段更加突出，随着疾病的进展还会出现行为和心理问题。在生活护理上，照料者应尽可能地提供舒适环境，并以保证患者安全为第一位。根据评估结果帮助患者制订规律的生活计划，提供个性化护理，不必过度关注细节；定时评估患者的安全和潜在危险，是否存在药物管理不良以及环境威胁如接触火、电等。定期检测病房环境安全、水电线路，在电源插座处应加放电源封口等。禁止患者单独外出，以免走失。护理人员应重视与患者的感情交流，运用包括语言、肢体语言和倾听等多种手段与患者沟通，帮助患者建立良好的社会支持系统。护理者可以通过一些实用的方法来帮助患者弥补认知缺欠，如设置提示物、继续开展认知训练和躯体锻炼等。此阶段虽然精神行为改变较为明显，但仍应以非药物干预的方法控制、减少患者的异常行为。

3）重度老年期认知障碍患者的护理：在重度老年期认知障碍阶段，患者生活不能自理、移动困难、部分失去认知、理解和语言能力，抑郁、激惹等精神行为问题突出。有研究提示，缅怀治疗和多感官刺激方法对改善患者精神行为和认知有益，还对改善患者生活能力、躯体健康、生活质量等有重要意义。此外，重度老年期认知障碍患者晚期因长期卧床、大小便失禁，容易引起许多并发症，如泌尿系统感染、肺炎、褥疮等，并发症是导致患者死亡的主要原因。针对此情况，晚期护理应强调降低并发症、保证营养、预防压疮，防止关节畸形和肌肉萎缩。

（4）不同状态的护理。

1）自理能力缺陷的护理：患者由于记忆力、定向力障碍致判断力也有一定的障碍，表现出无法选择食物，忘记进食、服药，不懂选择合适的衣服，不能清洁、如厕等日常生活。此时主要让患者能够参与自我护理，护士起到提醒、督促和协助的作用，督促患者进行简单的自我护理,如刷牙、梳头等,鼓励患者自行穿衣,护士采取等待护理方式,不可催促患者,当患者确实无法完成时才给予协助。帮助患者选择衣物,如拿出2～3套衣服让患者自己选择,对判断力障碍的患者,给予食物时温度要适宜,要限制食物的量,监督患者服药过程。

2)排尿、排便异常的护理:患者因认知改变,有的找不到厕所,或因其他基础病而出现尿失禁、尿潴留,甚至随地大小便等异常。应观察排尿异常的生理因素、行为因素及会阴部皮肤的完整性。让患者每2～3小时去1次厕所或递便器,晚上使用便器排尿,晚7点后限制液体入量,有使用利尿剂的选择上午给药,必要时行外导尿,女患者使用尿布,做好会阴护理。尿潴留时先行诱导排尿,必要时导尿。对随意排便的患者,在其卫生间门上贴上显著标志,协助患者养成规律排便习惯,注意提供隐蔽的排便环境。对便秘者建立排便计划,鼓励多饮水,并应及时采取有效措施。

3)潜在暴力行为的护理与对策:严重老年期认知障碍患者因语言和非语言的表达障碍,人际关系界限模糊,对现实存在知觉障碍,可使患者自身或照料者受伤。因此,照料者要细致观察病情,对治疗不合作、以往有进攻性行为病史的患者要高度重视,当有身体不适、过度兴奋、注意力不能集中等表现时,要及时处理,必要时给予药物镇静;患者需有专人陪护,要为其提供适宜的环境,减少感知觉刺激,对患者讲话要慢、清晰、语调轻柔、简明扼要。当患者出现烦躁言语或进攻行为时,可对其语言进行控制,如暂时离开病房或让其进食少许食物等;当患者失去控制表现恐惧时,可使用抚摸或握手等方法;当患者有漫游、行走等异常行为,则要监视。如果患者随时都有对自己或他人有损伤的危险,应适当约束。

4)进食和营养护理:提供安静的进食环境,避免外来干扰和不必要的谈话;协助患者进餐,避免发生噎食和误吸的危险;将餐桌放在明亮的地方,餐具选择比较鲜艳的颜色(如红、黄、绿色的碗和勺);每日3餐定时定量,每次进食量不要太多;要选择简单、软滑的食物,将馒头蛋糕等切成小块,将固体和液体食物分开,以免患者不加咀嚼吞下食物导致窒息;允许患者用手拿取食物,进食前协助其清洁双手。每天安排数次喝水,注意水温不要太热;可使用奶瓶或喂水器喝水或牛奶,义齿必须安装正确并每天清洗。罹患糖尿病的患者每天不仅要保证营养饮食,同时要控制饮食。需要提醒的是,对老年期认知障碍患者的饮食护理不可操之过急,要循序渐进,控制患者的进餐速度。对进食障碍或厌食导致营养不良的患者,可使用营养监测量表进行监测,如简化营养评估表(MNA-SF)等,每月1次评估患者营养状况,防止营养不良的发生。对吞咽障碍患者,进食要预防呛咳和呛噎,或给予胃管进食,但胃管可能增加患肺部感染的机会,因此,应当与患者家属充分讨论并参考患者以往的意见与计划酌情选用。

5)临终关怀:重度老年期认知障碍阶段患者的护理,除应与患者家属讨论治疗选择和护理方案外,还应和家属充分讨论制订临终护理计划。疾病晚期阶段患者可能失去语言交流能力,因此评估可能是非常困难的。一些量表如简易痛苦状态测查量表

(MSSE)有助于预测 6 个月内患者死亡率。MSSE 分值越高,预示老年期认知障碍患者在近 6 个月内死亡概率越大。此量表有助于判断患者临终前期。制订护理方案,应尊重患者与患者家庭的信仰及文化。评估患者的各项生理功能,提供给患者尽可能多的舒适护理。应当与患者的家属充分讨论治疗选择和患者照料目标,并参考患者以往的意见与计划,制订适合患者的优化护理方案和临终护理方案。

此外,保护患者皮肤,预防压疮;卧床患者应定时进行肢体关节的被动活动,保持肢体功能位置,防止关节畸形和肌肉萎缩等。

3. 照料者的支持

痴呆的日常照料,通常由医院、专门的养老院和家庭承担,其中大部分工作都是由照料者完成的。照顾痴呆患者是一项非常辛苦的工作,照料者将承受相当大的体力和精神压力,甚至个人生活也会因此受到影响。因此,社会以及医疗机构对痴呆照料者提供咨询和支持是非常必要的。

(1)痴呆照料者指导:通过对痴呆照料者进行专业培训,加强他们应对痴呆患者护理的能力与技巧,从而有针对性地制订照护计划,提高照护效果,减轻照料者的负担。

1)照料者要学习与患者维持良好的沟通:患者在不同阶段会表现出交流困难,早期常常表现出找词困难,理解表达速度减慢,主动交流的意愿减退。此时照料者要加强自己倾听和理解的能力,鼓励患者主动表达,并建议患者使用记事本等协助记忆改善交流。当后期患者语言交流能力逐渐下降,无法通过语言进行沟通时,照料者要通过适当的手势、平和的声音、温柔的触摸和微笑来传递所要表达的信息。必要时,照料者要像观察婴儿的需求那样,从患者的身体语言、含糊不清的语言甚至叫喊声中体会患者的意图与需求。

2)建立一个保持患者原有生活习惯的生活环境很重要:有序的生活常规能够避免日常生活出现混乱,使患者有更多的安全保障。在患者尚有判断能力时,可以让患者参与讨论和设计适合他们生活和护理的现行方案或未来方案如进展性照料计划。让患者的生活常规尽量符合其病前所习惯的生活方式,是进行方案设计时的重点。

3)照料者要尽量保持患者独立生活的能力:要随时了解、把握和评估患者的基本生活能力,尽量维持患者独立生活的能力,尽量减少患者对他人的依赖,不要给予患者过度的照顾,让其独立生活的时间越长越好。

4)要注意帮助患者维持尊严:应避免与患者争执,维持幽默感,特别要注意维持患者住所和生活环境的安全性,确保患者的人身安全。

(2)照料者定期的精神健康检查:痴呆患者智能与日常生活能力的逐步减退、日益加重的社会生活功能缺损,以及幻觉、猜疑、易激惹、攻击、冲动、失眠等精神行为问题的出现,不仅会增加照料者的压力,而且会对照料者的心理健康状况造成一定的不良影响,特别是痴呆患者出现的精神症状,使得照料者在应付繁重的日常生活护理之外尚需承受很大的心理压力。在长期的照料过程中,照料者容易产生哀伤、负罪感、愤怒、困窘、孤独、焦虑、抑郁、躯体不适感等各种心理问题。而照料者负面的生理和心理健康状况将影响对痴呆患者照料的效果。因此,照料者的生理和心理健康状况不容忽视,医疗工作者在关心、治疗患者的同时,也要关注照料者的生理和心理健康,对照料者进行定期健康检查,向照料者提供必要的支持和帮助。

(3)对照料者的支持,包括以下几个方面:

1)家庭和友邻是最重要的支持来源:当家庭其他成员有能力帮助照料者时,要争取说服或提醒家属帮助分担部分照料者的工作。通过召开家庭会议,和大家一起讨论如何照顾患者。鼓励照料者经常与朋友或邻居交流照料中遇到的困难和照料心得。这不但可以使照料者感受到自己的价值,使患者得到帮助,而且也让照料者有一个很好的疏解机会,特别是当照料者遇到紧急情形时,应让其了解有哪些人可以向他提供帮助。照料者应保持与朋友、家人以及患者家属良好的关系,这对照料者来说是一个非常重要的支持来源。

2)建立医患联谊会:照料者联谊会等照料者互助团体是另一个对照料者有帮助的资源。这样的团体提供了一个让照料者聚会的机会,讨论照顾上的问题及寻求解决的方法,并彼此提供有用的信息。

3)照料者需要了解所在地区中相关的医疗、社会及经济资源:医师、护理人员及其他相关人员需要告诉照料者一些照料中的信息,比如照料者短期休假服务、痴呆患者居家服务、日间照顾中心和护理之家等,并介绍一些合适的资源来帮助照料者。

4)需要帮助照料者培养学习及如何寻求和获得帮助的能力:让照料者了解个人的能力是有限的,当遭受困扰时,不要归咎于自己或患者能力不足,要认识到这些问题都是疾病发展过程中需要面对的,应努力找出原因,并和朋友、家人或患者家属、邻居、社会服务机构等一起讨论解决的方法。因此,鼓励照料者多与家人、朋友及患者家庭成员沟通,在感到心理压力不能承受前,有必要尽快寻找支持和帮助以避免危机的产生。

5)重视照料者自身的精神状态和躯体状态:照料者应保持良好的精神与躯体健康,以便更好地为痴呆患者提供长期的支持与帮助。鼓励照料者留一点时间给自己。允许照料者去做一些自己想做的事情,定期让照料者获得充分的休息。

三、老年期认知障碍住院患者生活能力训练与康复

老年期认知障碍的康复治疗有两层含义:一方面是通过康复治疗维持或促进患者的认知和躯体活动功能,实现生活自理;另一方面是作为住院生活的填充,使他们找到生活的乐趣,有尊严、有质量地安享晚年。

(一)传统工娱治疗

工娱治疗即工作和娱乐治疗的简称,以工作和劳动为主要治疗手段,我国从 20 世纪 50 年代开始在精神科临床工作中引入工娱疗法,帮助患者缓解精神症状,防止精神

衰退,提高患者适应外界环境的能力。对于老年期认知障碍患者而言,工娱治疗的基本目标应该是使患者获得足够的独立,避免或者减少依赖、减缓各种退行性病变、提高其生活质量、延续生命。在制订治疗计划时,提倡早期介入、强度适中、方案个体化、方式多样化。

(二)现代康复治疗

老年期认知障碍患者以进行性认知功能缺陷和行为损害为主要特征,记忆障碍尤为突出,由于不能回忆以前学到的信息,思维和判断受影响,会相继出现相关运动功能障碍,影响日常生活能力。进行有针对性的运动疗法和作业疗法训练,一方面可以维持或促进患者的认知功能保持回归正常家庭和社会生活的信心;另一方面能改善患者的躯体运动能力、生活自理能力,减少长期卧床或制动而罹患严重并发症的概率,有效地提高生存质量,特别是日常生活能力的训练,能减轻患者对家属或陪护的依赖,提高患者重新认识自我、重新融入家庭和社会的意识。

在现代康复治疗过程中,我们可以运用一系列相关量表进行患者康复初期、中期及结束的相关评定,以了解患者的实际状态,设置切实可行的治疗方案。

1. 日常生活活动能力评定　适合所有需要作业疗法治疗的患者,适用于日常生活活动能力评定法。日常生活活动(ADL)指一个人为了满足日常生活的需要每天所进行的必要活动,包括进食、梳妆、洗漱、洗澡、如厕、穿衣等,功能性移动包括翻身、从床上坐起、转移、行走、驱动轮椅、上下楼梯等。

2. 工具 Barthel 指数量表　量表中规定设计了 ADL 检查项目并进行系统分类,每一项活动的完成情况被给予量化并以分数表示。量表经过信度、效度及灵敏度检验,其统一和标准化的检查与评分方法,使得评价结果可以对不同患者、不同疗法以及不同的医疗机构之间进行比较。检查前要向患者说明目的和检查方法,以充分取得患者的合作。

Barthel 指数量表的使用方法如下:

(1)Barthel 指数评定:Barthel 指数不仅可以用来评定治疗前后的功能状况,而且可以预测治疗效果、住院时间及预后。Barthel 指数包括 10 项内容,根据是否需要帮助及其帮助程度分为 0 分、5 分、10 分、15 分 4 个功能等级,总分为 100 分。得分越高,独立性越强,依赖性越小。如果患者不能达到项目中规定的标准时,给 0 分。60分以上提示患者生活基本可以自理,40~60 分者生活需要帮助,20~40 分者生活需要很大帮助,20 分以下者生活完全需要帮助。Barthel 指数 40 分以上者康复治疗的希望最大。

(2)功能独立性测量:功能独立性测量(FIM)在反映残疾水平或需要帮助的量的方式上比 Barthel 指数更详细、精确、敏感,是分析判断康复疗效的一个有力指标。FIM 不但评定由于运动功能损伤而致的 ADL 能力障碍,而且也评定认知功能障碍对于日常生活的影响。FIM 包括 6 个方面,共 18 项,其中包括 13 项运动性 ADL 和 5 项认知性 ADL。评分采用 7 分制,即每一项最高分为 7 分,最低分为 1 分。总积分最高分为 126 分,最低分为 18 分。得分的高低是根据患者独立的程度、对于辅助用具或辅助设备的需求以及他人给予帮助的量为依据。

(3)量表评定注意事项:

1)应用 FIM 进行评定时,评定者应首先将每一项活动所指内容以及评定的动作要点搞清楚,只有遵循每一项活动所界定的特有内容进行评定,才有可能使结果客观、准确。

2)在评定时注重观察患者的实际操作能力,而不能仅依赖其口述。

3)对于有残疾者进行 ADL 评定时,不要评定其应当能做什么,或在某种条件下可以做什么。所考察的应是实际状态。

4)患者在帮助下才可完成某种活动时,要对帮助的方法与帮助量予以详细记录。评定应在适当的时间和地点进行。通常应由作业治疗师在早上起床时到病房观察患者穿衣、洗漱、刮脸或化妆等各种自理活动,以求表现真实。为避免因疲劳而失实,必要时评定可分几次完成,但应在同一地点进行。

5)再次评定 ADL 的目的是观察疗效、检验治疗方法、为及时调整治疗方案提供依据以及判断预后。因此,再次评定的时间应该安排在一个疗程结束时以及出院前。出现新的功能障碍时应随时进行评定。

6)对于不能独立完成的项目,治疗师需进一步检查影响这些活动完成的因素,如关节活动度、肌力、平衡、协调性、感觉等。ADL 活动水平与认知功能密切相关。因此,对于有 ADL 障碍的患者,也应进一步评价认知和知觉功能。因为应用 FIM 的评定方法需专门培训,故对 FIM 的评定内容不做具体介绍。

(4)作业疗法的临床运用:作业疗法的过程是为患者提供一个积极的机会,在互相配合下,患者可以有机会自己选择并积极参与一些有意义、符合个人能力和程度以及环境需求的活动。整个过程的目的,使患者重新适应于其社会文化的环境中生活。关心和支持有助于患者达到“自我实现(self actualization)”的境界。作业疗法的使用要建立在对患者的功能评价和作业活动分析的基础之上,找出患者的问题或障碍点,有针对性地安排作业活动。作业治疗中应进行多次康复评定,根据评定结果不断修改作业治疗计划。老年期认知障碍患者以认知功能衰退为主要表现,为他们安排作业治疗应有别于传统的工娱治疗。根据患者的疾病诊断、障碍诊断、患者需求、肢体和认知功能水平有梯度地安排作业活动,促进患者脑高级功能的维持,减缓衰退的进程。对于处在认知衰退初期,文化程度和认知功能水平尚可的患者,要有意识地使患者不断接受语言、文字和图片信息的刺激,维持记忆、理解和推理能力,强化记忆训练。对于认知功能减退的患者,要以认读识字卡片、辨识各种动物和水果卡片、识别日常物品、辨识几何图形、进行计算能力训练、练习智力拼图、手工劳动等作业活动为主,以注意力、定向力、记忆力和推理能力训练为主要目的。认知功能衰退严重的患者,应以简易的游戏如数数、搭积木、填色、做简单的手操等作业活动为主,提高患者参与活动的兴趣,训练注意力,充实他们的生活。可以安排不同功能水平的患者一起做一些文体活动游戏,作为作业治疗的有益补充,也可以专门定期安排,穿插在每次作业治疗结束的时候。开展注意力、记忆力、定向力作业训练,可以以多人团体的形式进行,当前多采用3R智力激发法训练,组织患者回忆往事、实物定位、再激发,提高患者的认知能力。向患者或家属了解患者年轻时候的喜好,熟悉的人物、事件、物品、历史照片、音乐等,激发患者对从前生活的回忆,增添生活的满足感,建立安全感,增加适应能力。流程为:治疗者介绍时间、地点、成员姓名和身份→组织成员讨论(选择一个激发小组成员回忆过去的题目)→分享生活空间(选一个物品在成员间传递,激发他们的感觉,鼓励他们谈论与手中物品有关的经历)→欣赏气氛(回忆经历,看老电影、唱歌、读旧报纸等)。

(5)运动疗法的临床应用:患者由于自身运动功能衰退、抗精神病药物的使用、约束带制动、户外活动机会减少等原因,存在不同程度的运动能力低下或减退。运动锻炼作为患者康复的一种治疗手段,既能改善肢体关节的功能水平、促进血液循环,又可以陶冶身心,使患者日趋衰退,认知功能获得一定程度的改善。康复过程中应该有规律地安排一些强化肢体运动功能的活动如体操、拍皮球、原地投篮、传球等。还应安排患者进行一些能够训练运动协调性和小关节精细活动的游戏,如钓鱼游戏、木钉盘等。中医传统五禽戏、太极拳、八段锦等动作柔和、节奏舒缓,同时要求调息静气、全身心投入是调身、调息、调心融为一体的身心锻炼技能,对于轻度、中度认知障碍患者具有良好的康复效果。对于不宜进行自主活动或卧床的患者,治疗师可以进行一些简单的被动活动,如牵张短缩的肌肉、肌腱、关节囊及其他软组织,扩大关节活动度,增强肌肉的肌力和肌肉活动的耐力,抑制肌肉的异常张力,使肌肉松弛、缓解其紧张度等。需要强调的是,运动疗法的使用应建立在患者心肺功能和肢体功能评定的基础上,根据患者的功能水平和需求选择运动治疗方法。

(6)日常生活活动训练:老年期认知障碍患者较多依赖陪护的照顾,日常活动能力退化的情况非常普遍。训练患者的日常生活活动能力不仅可以提高患者的自信、改善生活质量,还可以减轻家属陪护和医护人员的工作负担,有助于营造良好的医护关系和家庭环境,有利于患者最大程度的康复。

1)基于患者的ADL评估和患者的需求,可将日常生活活动能力分为3个层次:第一是基本的日常生活活动能力训练,包括引导和语言提示、穿脱衣、进食、梳洗、如厕训练;第二是工具性日常生活活动能力训练,包括购物、外出活动、做饭、洗衣服、使用电话、处理财务等活动;第三是复杂的社会功能,主要包括文化娱乐活动、聚会、园艺等社交性活动。

2)日常生活活动训练包括下面几点。

①移动动作训练:包括床上活动、移乘活动。床上活动包括翻身、起坐、移位、上下

床等;移乘活动包括床和轮椅间的移动、站立、室内外步行、上下楼梯、轮椅及拐杖的使用等,这类训练要与运动疗法结合进行,主要针对病情较重需要约束带的患者或长期卧床的患者。

②更衣训练:训练患者自己穿脱衣服、鞋袜等。对存在失用症、失认症的患者,要尽可能简化更衣动作,同时反复指导其穿脱顺序。

③进食训练:训练各种餐具、辅助器具的使用方法。如端碗、持匙、用筷、抓食或切割食品等,普通的汤匙柄改为粗柄、弯形柄、长柄等,便于握持使用,训练患者自己选择和准备进食。

④个人卫生:主要训练在洗漱间内的一些动作,包括洗脸、刷牙、梳头、剃胡须、剪指甲、洗澡、洗衣服等。

⑤排便训练:大小便失禁是老年患者的常见问题,失禁对于人的生活质量、自尊、独立性和社会化是一个严重伤害。在老年期认知障碍患者的康复治疗中,要特别强调通过定时排便训练、括约肌运动训练、EMG 生物反馈疗法、环境重构和自发反应再训练等办法,对大小便失禁的问题实施积极的干预措施。

(7)其他康复治疗:多项对照研究证实回忆治疗、音乐治疗和视频治疗,多种感官刺激等方法可以改善轻度、中度的老年期认知障碍患者生活质量。

(毛依予)

第五节　老年期认知障碍患者住院期间不良事件的分析与防范

老年期认知障碍患者住院期间护理过程中发生的、不在计划中的、未预计到的或通常不希望发生的事件,包括患者在住院期间发生跌倒/坠床、用药错误、外走(走失)、误吸/窒息、烫伤及其他与患者安全相关的、非正常的护理意外事件均为不良事件。

老年期认知障碍患者住院期间不良事件发生率比一般住院患者高,这与老年认知障碍患者的特点有密切的关联,如高龄、记忆力下降、智力损害、情感障碍、高级皮质功能受损、伴有精神症状、日常生活和社会功能受损等,均可导致不良事件的发生率升高。不良事件的发生不仅会增加临床工作的难度与强度,同时还会增加患者的经济负担及身心痛苦,不仅关系到医疗安全,还会直接影响患者的有效治疗及康复。患者安全是医疗卫生系统最为关注的问题,也是护理管理中的重要问题,如何提高服务质量、减少医疗护理不良事件已成为当前医疗卫生服务行业面临的重要课题。

为此,我们进行了老年期认知障碍患者住院期间常见的不良事件类型及相关因素分析,并提供针对不良事件需采取的防范措施。

一、跌倒与坠床

跌倒是指突发的、不自主的、无意图地摔倒在地上或更低的平面上,以老年人最为

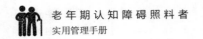
常见,住院患者的跌倒率为社区人群的 3 倍,有时后果较严重。

坠床是指意识不清、肢体瘫痪、躁动或反应迟钝的患者,在自主或不自主的活动中,易发生从床上坠落。

(一)老年期认知障碍患者住院期间跌倒/坠床高危因素

1. 年龄大于 65 岁,曾有跌倒史 有调查显示:65 岁以上的老人,有 30％曾有跌倒的经历;80 岁以上的老人,有 50％曾有跌倒的经历。老年期认知障碍患者常常对自己的能力估计不足,部分患者会伴无意图的动作等,也大大增加住院期间发生跌倒/坠床的风险。

2. 疾病因素 贫血或血压不稳定者;意识障碍、失去定向感者;肢体功能障碍者;营养不良、虚弱、头晕者;步态不稳者;视力、听力较差,缺少照顾的患者等。

3. 药物因素 服用利尿剂、通便药、镇静安眠药、降压药、抗精神病药的患者。

4. 环境因素 地面湿滑、居住环境光线不足或有障碍物、鞋子不合适、裤子过长、居住环境辅助器具使用不当等。

(二)老年期认知障碍患者住院期间跌倒/坠床评估要点

1. 掌握患者的基本病情:神志、自理能力、步态等。

2. 了解患者病理状况:用药、既往病史、目前疾病状况等。

3. 评估环境因素:地面、各种标识、病房设施、灯光照明、患者衣着等。

4. 评估患者的照护能否保证患者的安全需要,是否存在陪护照看不到位或无陪护等。

(三)跌倒/坠床伤害程度分类

1. 严重度 1 级 不需或只需稍微治疗与观察其受伤害程度。如擦伤、挫伤、不需缝合的皮肤小的撕裂伤等。

2. 严重度 2 级 需要冰敷、包扎、缝合或夹板等的医疗或护理的处置或观察其受伤害程度。如扭伤、大或深的撕裂伤、皮肤撕裂、小挫伤等。

3. 严重度 3 级 需要医疗处置及会诊其受伤害程度。如骨折、意识丧失、精神或身体状态改变等。

(四)老年期认知障碍患者住院期间跌倒/坠床防范

1. 风险评估 高危患者放置警示标志。

2. 环境安全 及时发现和消除安全隐患,病房及走道整洁、通畅,地面干燥;物品放在容易取放处。

3. 安全宣教 宣教预防跌倒的相关知识,步态不稳、高危患者需陪护;指导在改变体位,如起床、坐位换成站位时,动作应缓慢;穿着要适宜,避免衣裤过长、鞋子过大;慎用可能引起跌倒的药物。

4. 加强巡视 对意识不清、躁动、反应迟钝的患者,应使用床栏,必要时可考虑使用约束保护。

5. 防护设施 指导患者及家属(陪护)的人学会防护设施的使用,并专人负责,定期检查。

二、误吸/窒息

吞咽动作涉及一系列复杂的肌肉运动过程,既需要大脑发出指令进行精密的控制,也需要咽、口、食管共同参与,这些步骤中任何一步出现障碍都会导致机体发生误吸/窒息的风险大大增加。患者受多种原因影响,在进食时会表现出吞咽反射迟钝,食物卡在食管或者堵塞在咽喉部位导致患者肺通气、换气发生障碍的过程称为"误吸",严重时还会引起窒息。

误吸/窒息主要表现为患者进食时突然发生严重的呛咳、呼吸困难、面色苍白或青紫、眼睛发直、双手乱抓、痉挛等。严重者则意识丧失、全身瘫软、大小便失禁,呼吸、心跳停止。误吸/窒息中常常伴有手不由自主地以"V"字状地紧贴颈部,面色青紫、双手乱抓的征象。

(一)老年期认知障碍患者住院期间误吸/窒息高危因素和评估要点

1. 年龄 误吸/窒息的发生风险随着年龄的增加而增加。研究显示,年龄每增加1岁,发生误吸的概率就增大 1.084 倍。

2. 进食体位和进食状态 平卧位时进食导致误吸/窒息的发生风险最大。患者精神症状不佳、生活依赖性高、进食过快过多,均会增加误吸/窒息发生的风险。

3. 疾病与既往史 主要有:①脑病变,如颅内肿瘤、帕金森综合征、癫痫等;②神经肌肉病变,如喉神经受损,多发性肌炎、重症肌无力等;③咽喉及其邻近部位病损,如声带麻痹、喉外伤等。另外,既往发生过误吸/窒息的患者再次发生误吸/窒息的风险高度增加,需要警惕。

4. 药物 使用抗精神病或镇静药、催眠药会抑制咽喉的反射反应,加重咽喉功能失调,且可以引起锥体外系反应,干扰环状括约肌等喉部肌肉的正常反射,极易发生误吸/窒息。

(二)老年认知障碍患者住院期间误吸/窒息的防范

(1)加强培训,提高照护人员对吞咽障碍的识别、评估能力,训练护理人员系统掌握预防与处理误吸/窒息的知识与技能。及早、动态评估患者误吸/窒息的高危风险,根据不同个体发生误吸的主要危险因素给予干预,有效降低患者误吸/窒息的发生率,在处理患者误吸/窒息事件中能准确观察、分析、判断患者的病情变化,并对患者进行有效救治。

(2)正确的体位。意识清楚的老年人进食时,应保持体位舒适,尽量采取坐位或半卧位,进食后不要立即躺下,保持此种姿势 30～40 分钟;如果病情不允许抬高床头时,可采取患侧卧位,有助于健侧功能的代偿;意识障碍者,取侧卧位,保持气道通畅或头偏向一侧,以免误吸。

(3)评估摄食行为,做好进餐前的准备,使患者注意力集中,环境安静、舒适、整洁。纠正不良习惯(如进食时聊天、看电视、思索问题,进食后立即平躺,进食时间过长等)。根据患者的吞咽功能选择合适的食品,禁止食用带骨、带刺、不易咀嚼、黏性大的食品,如年糕、粽子、花生等,同时避免流质与固体一起进食。选用特殊的进餐工具,如选用匙面小而浅、边缘钝的勺匙,使用吸管或带有切口的杯子饮水,摄食一口量控制在 5～20 ml,细嚼慢咽。

(4)对于严重吞咽困难、不能经口进食、呛咳及昏迷的危重老年患者,应及早给予鼻饲饮食,避免误吸发生。为减少胃食管反流,应选用易弯曲、小口径(直径 3 mm)的胃管;对鼻饲的老人,每次注食前应准确无误地判断胃管是否在胃内,每次灌注流质饮食前后用适量温开水冲洗管道。操作者调整好"四度",即温度(38～40℃)、速度(30 ml/分钟)、浓度、床头高度(35°～40°),以患者能耐受为宜。餐后应进行认真细致的口腔护理,以防止口腔内残留食物在患者变换体位时发生误吸。

(5)对于患者需要给予健康指导:①掌握有效咳嗽的方法(端坐位或直立位时,深吸一口气后屏气 3～5 秒,身体前倾,从胸腔进行 2～3 次短促有力的咳嗽,咳嗽时收缩腹肌,或用自己的手按压上腹部,帮助咳嗽);②配合进行吞咽功能训练。

(三)误吸的急救

当误吸发生时,现场急救尤其重要。一旦发生误吸,应鼓励并协助患者咳嗽、咯痰。对呼吸道阻塞者,应清除其口腔食物,拍背协助患者尽快咳出异物;或使患者平卧,陪护人员或家属握拳放于患者的剑突下,向膈肌方向猛力冲击上腹部,造成气管内强气流,使阻塞气道的食团咯出;或用负压吸净口、鼻腔及气管内液体,必要时采用紧急气管镜下吸出异物。尽早吸出异物和气道内分泌物是改善肺部通气和换气的关键,能为抢救患者提供宝贵时间。

三、外走(走失)

老年期认知障碍患者的出走一般无目的、无计划、不讲究方式。住院期间发生的外走事件一般表现为医务人员疏忽大意、安全管理制度未落实、患者趁未关的大门出走等。一旦患者出走,危险性极大。故在住院期间,照料人员需密切观察老人的动态,提高警惕性,及时掌握自主活动老人的活动区域。也可借助载有老人位置信息的手环、纸条等作为走失后再次找回的辅助工具。

（一）老年期认知障碍患者住院期间外走（走失）预防

（1）定期安全检查，对病房设施及时维修，加强宣教和管理，做到进出随手关门，对陪护人员做好相关培训。

（2）加强监护，观察患者病情变化，了解心理需求，做好患者的交接班。

（3）禁止患者单独外出，以免走失。护理人员应重视与患者的感情交流。运用包括语言、肢体语言和倾听等多种手段与患者沟通，帮助患者建立良好的社会支持系统。患者外出要有专人陪同，统一穿病服。

（4）在患者身上放置手环、纸条等载有老人相关信息的工具，为老人走失后能够顺利找回提供帮助，也可放置有定位功能的电子产品等。

（二）老年期认知障碍患者住院期间外走（走失）处置

（1）发现患者外走（走失），立即通知医生及病区主任、护士长，组织寻找。并立即报告相关上级部门，进一步组织力量寻找。

（2）通知患者家属，做好家属的安慰工作。

（3）做好其他相关护理工作。

四、压疮

压疮是指皮肤和/或皮下软组织的局限性损伤，通常发生在骨隆突处或与医疗器械或其他器具有关的损伤。表现为局部组织受损，表皮完整或呈开放性溃疡，并可能伴有疼痛。压疮在长期卧床的高龄患者中是一种常见的并发症。高龄患者一旦发生压疮，将会加重痛苦，延迟治愈时间，严重时甚至会造成死亡。因此，确定高龄患者发生压疮的危险因素，有针对性地开展预防工作显得尤为重要。

（一）美国国家压疮协会（NPUAP）2007年压疮分期

（1）Ⅰ期压疮：皮肤完整、发红，与周围皮肤界限清楚，压之不褪色，伴有疼痛、皮温的变化，常局限于骨隆突处（指压不变白的红肿）。

（2）Ⅱ期压疮：表皮和真皮缺失，伤口的底部是粉红色的，在临床上可表现为粉红色的擦伤、完整的或开放/破裂的充血性水疱或者表浅的溃疡。

（3）Ⅲ期压疮：全层伤口，失去全层皮肤组织，除了骨、肌腱或肌肉尚未暴露外，可见皮下脂肪组织，有坏死组织脱落，但坏死组织的深度不太明确，可能有潜行和窦道。

（4）Ⅳ期压疮：全层伤口，失去全层皮肤组织伴骨、肌腱或肌肉外露。局部可出现坏死组织脱落或焦痂，通常有潜行和窦道。

（5）可疑深部组织损伤：皮下软组织受到压力或剪切力的损害，局部皮肤完整，但可出现颜色改变如紫色或褐红色,或充血水疱,与周围组织比较,受损区域的软组织可能有疼痛、硬块、黏糊状的渗出、潮湿。

(6)难以分期的压疮:全层伤口,失去全层皮肤组织,溃疡的底部腐痂(黄色、黄褐色、灰色、绿色和褐色)和痂皮(黄色、褐色或黑色)覆盖。

研究发现,老年性痴呆、医疗器械相关性因素、低 BMI 和贫血是高龄患者发生压疮的独立危险因素。压疮预见性护理显得尤为重要,对照护小组所有人员要求每月组织由护士长、主治医生及营养师、护士参与的病例讨论会,总结经验,不断提高预防压疮的意识和技术。培训内容包括:①如何识别压疮高风险患者;②如何评估压疮危险因素;③如何预防压疮;④如何护理和处理已经发生压疮的患者以及各类创面的处理方法;⑤如何为长期卧床患者翻身。在培训结束后,对学习内容进行考核,提高护士对高龄患者压疮的预防和护理业务水平。此外,建立压疮高风险患者的登记跟踪制度,对每位新入院的高龄患者进行压疮风险评估,重点评估老年性痴呆、医疗器械相关性因素、低 BMI 和贫血情况。对于高风险患者,及时登记在册,监控管理小组成员不定期检查,督促护士积极做好预防措施。具体措施可参照下文。

(二)老年期认知障碍患者住院期间压疮的预防

(1)做好风险评估,高危患者放置警示标志。

(2)建立翻身卡,密切观察和评估,定时更换卧位。

(3)正确使用防护产品,对容易受压的骨隆突部位,可使用垫软枕等降低局部组织的受力。

(4)加强皮肤护理,减少或避免潮湿等不良刺激,保持皮肤清洁与干燥。严格落实皮肤状况、局部潮湿情况等的护理交接班。

(5)采用合适的营养支持,增加患者的营养摄入。

(6)谨慎使用加重患者意识障碍的药物。

五、管道滑脱

老年期认知障碍患者在住院期间,时常因为躯体疾病而随身带有导管协助治疗,导管的意外滑脱已成为临床护理的常见问题,其主要原因为患者有意拔除或是护理过程中意外脱出。管道滑脱危险因素与护理人力资源不足、对患者评估不足、安全意识不够、管道固定方法不当或固定不牢和与患者及其家属沟通不良等因素有关。

(一)老年期认知障碍患者住院期间常用管道分类

1. 供给性管道　指通过管道将氧气、能量、水分或药液源源不断补充到患者的体内,如给氧管、鼻饲管、输液管、输血管、深静脉置管等。在危重抢救时,这些管道被称为"生命管"。

2. 排出性管道　指通过专用性管道引流出液体、气体等。

3. 监测性管道　指放置在体内的观察哨和监护站,不少供给性或排出性管道也兼有此作用,如上腔静脉导管、中心静脉测压管等。

4. 综合性管道　具有供给性、排出性、监测性的功能,在特定的情况下发挥特定的功能。如胃管的 3 重作用:①在昏迷或下颌骨折时,可作为鼻饲管喂饲;②在胃肠手术后,可作为胃肠减压管,吸出胃肠内的气体和液体,减轻患者的腹胀、腹痛等不适;③当上消化道出血时,胃管可监测引流液量、性质和颜色判断出血的速度和量。

(二)老年期认知障碍患者住院期间管道滑脱的预防

1. 合理配备人力资源　护士配备是否合理直接影响到患者安全和护理质量。对所有住院的老年期认知障碍患者实行责任制整体护理模式,严格落实护士包干患者、责任到人等措施,进一步提高护理质量,保障了患者的安全;对患者易发生管道滑脱的时间段实行弹性排班,加强巡视,消除安全隐患。

2. 加强管道安全管理　由责任护士每天评估各种管道是否妥善固定,标识是否清楚,有无脱出或误拔,是否通畅,有无置管的不良反应及并发症,严格交接班,并做好记录。做好管道采用标志管理,在管道标志的不干胶上注明管道名称及置管时间和深度,以便排班检查,降低相关护理缺陷的发生率。各种导管用胶布交叉固定。对气管插管,除用胶布固定外,可加用绳子双重固定,采用死结和缠绕固定部位的方法每班检查气囊充盈度;放置引流管时应预留充足的长度,避免被牵拉。改进管道固定方法可降低拔管发生率,不仅保证了患者的舒适度,而且使管道固定更加牢固,避免了因固定不牢而使管道滑出或因固定方法不对造成患者不适而拔管的情况发生。

3. 心理护理　责任护士根据置管不同时期采取针对性措施,以取得患者和家属的理解和配合。置管前,着重说明置管的目的、必要性和置管过程中的配合;置管时,注意消除患者的紧张情绪;置管后,加强各种管道知识的宣教,指导患者及家属保护导管的方法以及导管滑脱后的应急措施,告知患者和家属管道滑出时,应及时告知医护人员,切勿自行将已脱出的导管部分向内插入。对病情发生变化或患者出现烦躁不安时,及时给予再评估,加强风险防范意识;营造温馨舒适的环境,各项治疗护理操作尽量集中进行,注意保护患者隐私。对意识清醒的患者,应向其耐心解释置管的重要性和导管滑脱的危险性;对气管插管患者,可通过图片、写字等方式进行沟通,并鼓励家属提供精神支持;对于烦躁、谵妄的患者,给予适当的保护性约束,必要时遵医嘱给予镇静药。对于患者家属,可通过护士宣教、发放资料等方式告知管道及保护性约束的重要性,取得患者家属的配合。

4. 加强专业知识及技能的培训　包括评估技巧的培训,如患者的意识、耐受程度等;各种管道护理措施的培训,如导管的固定、约束技巧、护患沟通技巧等;非计划性拔管相关知识培训,如非计划性拔管的概念、原因、危险因素、发生拔管的应急处理等,提

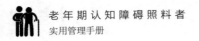
高护理人员的安全防范意识。

5. 成立护理质量与安全管理委员会 将预防管道滑脱纳入全院护理管理核心目标,制订完善的预防管道滑脱流程及防范措施。将原来由护士长统一学习再传达给科室成员的单一培训模式,变为对全院护理队伍分层次进行管道滑脱的知识培训;同时配合不良事件报告中配有典型案例分析,提高了护士对留置管道的风险预测能力。

六、外伤

是指撞击伤、刀割伤、皮肤擦伤、划伤、烫伤等。在老年期认知障碍患者住院期间,外伤也是常见的不良事件之一。

(一)老年期认知障碍患者住院期间发生外伤的原因

1. 管理缺陷 安全检查工作不到位、安全防范措施未落实等。

2. 病房设施与管理漏洞 硬件设置缺陷、物品放置不合理等。

3. 患者因素 老年痴呆患者躁动、步态不稳、认知障碍等。

(二)老年期认知障碍患者住院期间外伤的预防与处置

(1)加强病房管理:严格安全检查,及时发现病房环境及设施的安全隐患,确保设施安全。

(2)加强巡视:落实安全防范措施,重点关注生活不能自理或部分自理、肢体感知觉不同程度障碍的患者。对治疗性用热,如烤灯、热水袋等,应设置隔热层,热水袋水温应调至50℃左右,不可直接接触患者皮肤,随时观察局部情况。感觉减退病人尤其是糖尿病病人应预防"低温烫伤"。

(3)提高责任心,落实岗位责任制,加强教育,提高患者及家属、陪护者的安全意识。

(4)发生外伤,立即予以安全处置。密切观察创面情况,对症处理,防止并发症。

当前体系中认为,发生不良事件既有个人原因,也有管理系统的原因。建立非惩罚性主动上报不良事件系统,其目的一方面从经验中学习,另一方面集中分析揭示危险因素和事态发生发展的趋势。建立非惩罚性主动上报不良事件系统,解除了上报人员怕受惩罚的后顾之忧,调动其积极性,形成了主动上报不良事件的氛围,职能部门对上报的不良事件设专人管理,定期进行原因分析和经验交流,促进医疗质量持续改进,避免类似事件的再发生。同时采取的非惩罚性不良事件上报制度,也使工作人员能自愿上报不良事件,勇于检讨过失,深刻分析成因,达到防范的目的。

（汤娟萍）

第六节　老年期认知障碍患者睡眠管理

一、老年期认知障碍睡眠概述

随着人口老龄化趋势的逐渐加剧,老年期认知障碍的发病率日益增高。在此类患者中,存在睡眠障碍的患者占比较大,故本章节将重点阐述老年期认知障碍的睡眠障碍管理问题。

据报道,睡眠障碍使老年群体罹患痴呆的风险增加 75％,罹患阿尔茨海默病(AD)的风险增加 1 倍。通过头颅磁共振(MRI)检查发现,存在认知功能下降的睡眠呼吸障碍患者,脑内海马、额叶及顶叶体积减小,从而认为两者具有一定的关联。正常老年人睡眠时间的减少,会表现为脑电波中慢波睡眠减少和白天疲劳感。痴呆患者的这些变化可能特别明显,表现为觉醒次数增加。随着痴呆的进展,快速眼动睡眠减少,白天睡眠增加,最后睡眠节律完全打乱,甚至表现为白天睡觉、晚上吵闹,昼夜颠倒。患者的行为异常在傍晚时更明显,我们称之为“日落综合征”。AD 患者中,有 12％～44％会出现日落现象。

25％～40％的 AD 患者合并有睡眠—觉醒障碍,因睡眠障碍症状的不同,出现频率也有所不同。在 40％合并有睡眠—觉醒障碍的 AD 患者中,入睡困难的占 11％,眠浅易醒的占 24％、早醒的占 8％、白天嗜睡的占 14％;也有一些研究提示 47.2％的 AD 患者存在入睡困难,82.1％存在眠浅易醒,51.4％存在早醒,58.5％存在白日嗜睡,出现夜间异常行为或混淆白天黑夜者占 34.3％;昼夜节律紊乱,各种失眠、夜间异常行为及白日嗜睡等症状的出现可能与患者昼夜节律紊乱而影响夜间睡眠有关。

各类睡眠相关问题均会造成老年期认知障碍患者自我照顾能力与生活品质的下降。比如 AD 患者的日间多睡程度增加,可进一步降低其生活功能,导致活动量减少、交流减少等,进而加重痴呆程度;针对轻度至中度 AD 患者应特别强调,需注意监测患者的日间嗜睡状况,因为日间嗜睡会严重损伤患者的认知功能。睡眠障碍程度也可能与 AD 患者认知功能损害的严重程度有关,睡眠障碍越严重,其认知功能的退化越快;睡眠障碍困扰与 AD 患者的精神行为症状也有一定关联,当患者持续存在如猜疑被窃等想法时,睡眠障碍出现最为显著;对于照料者而言,AD 患者的睡眠问题(如夜间清醒时间增加、夜间睡眠时间减少及夜间徘徊等行为问题)均会造成照顾者额外的负担与困扰,比如出现夜间起夜导致跌倒骨折等;同时,老年期认知障碍患者由于睡眠障碍经常导致照料者痛苦感显著增加,甚至最终决定将患者安置于不同的机构来进行照护。因此,关注并妥善管理此类患者的睡眠症状,对于患者及照料者均存在较多益处。

二、老年期认知障碍患者睡眠障碍的成因

(一)睡眠障碍可能的病理机制

大量的研究提示,睡眠障碍的原因可能是由于调节睡眠觉醒周期的神经递质网络失衡,导致食欲肽系统过度表达,从而发生夜间觉醒,患者出现睡眠障碍和神经系统相关病变;患者脑内通路退化速度明显高于一般老人,因此患者经常伴有明显的睡眠障碍。

(二)老年期认知障碍患者睡眠障碍可能的病因

1. 睡眠障碍的发生与年龄有关　由于患者为老年人群,正常的衰老过程和疾病本身均可能影响睡眠和昼夜节律的生理变化。睡眠障碍的患病率也会随年龄的增长而增加,由此可能会影响睡眠质量和睡眠持续时间,使患者出现包括失眠(入睡困难、眠浅易醒、早醒)、阻塞性睡眠呼吸暂停综合征、周期性肢体运动障碍以及睡眠行为障碍等症状。

2. 睡眠障碍的发生与慢性疾病有关　研究表明,慢性睡眠障碍和总睡眠时间的减少,大多是继发于慢性疾病而不仅仅是衰老。一项针对老年人流行病学的研究对超9 000名年龄在 65 岁及以上的参与者进行睡眠情况调查结果显示,超过 50% 的受访者大多数情况下会发生入睡困难、眠浅易醒、早醒、需要午睡与自觉未得到充分休息 5 种常见睡眠障碍中的至少一种。23%～34% 的人有失眠症状,早上醒来后自觉很少或从未得到充分休息的比例在 7%～15%。在多变量分析中,睡眠障碍与越来越多的呼吸系统症状、身体残疾、非处方药使用、抑郁症状和自觉健康状态较差有关,特别是老年人的睡眠障碍往往继发于共存疾病。

3. 睡眠障碍的发生与神经变性疾病相关　健康的年长者在用夜间多导睡眠图(PSG)客观评估时很少出现病理性睡眠,AD 患者与正常人在总睡眠时间、夜间觉醒时间、睡眠结构和昼夜节律比较中均可观察到不同。与年龄匹配的对照组相比,睡眠不佳可能是认知障碍病理生理过程的一部分,也可能是认知能力下降和痴呆的危险因素。在既往的观察性研究中,主观睡眠时间减少、夜间觉醒时间增加、睡眠效率降低、主观睡眠质量下降、长时间的睡眠(≥8 小时)的出现以及睡眠不安稳均与增加的认知下降风险和/或痴呆的发生相关。

三、睡眠评估方法

(一)常用监测方法

1. 多导睡眠(PSG)监测　可用于睡眠相关疾病的临床诊断和疗效评价,目前已经

成为睡眠领域最常用的核心技术。主要通过记录口鼻气流、眼动图、脑电图、肌电图、心电图、鼾声指数、血氧饱和度、胸腹动、睡眠结构、睡眠呼吸功能等。可以记录睡眠分期及睡眠效率等。

2. 移动式睡眠记录方法 包括便携式睡眠监测仪、体动记录仪等。

(二)常用评估量表

1. 匹兹堡睡眠质量指数(PSQI) 广泛用于精神疾病、躯体疾病伴发的睡眠障碍、原发性失眠等,主要用来评估器质性或非器质性睡眠障碍患者近一个月的睡眠质量。PSQI 包括入睡时间及总睡眠时间、失眠症状、打鼾、服药、日间清醒状态等。量表由 23 个条目构成,分为 7 个成分,即主观睡眠质量、入睡时间、睡眠时间、睡眠效率、睡眠障碍、催眠药物、日间功能障碍。每个成分按 0、1、2、3 计分,很好为 0 分,较好为 1 分,较差为 2 分,很差为 3 分,累计各成分得出 PSQI 总分。总分为 0~21 分,总分≥8 分者提示存在睡眠质量差;总分越高,睡眠质量越差。

2. Epworth 嗜睡量表(ESS) 用于评估白天的困境、嗜睡程度。得分越高、反映嗜睡程度越重。可作为嗜睡症状的睡眠障碍评估工具,ESS 得分≥14 分时,一般需要引起重视,应完善评估和必要检查以排除发作性睡病、睡眠呼吸障碍等疾病。

3. 睡眠障碍量表(SDRS) 国内学者编制的简便适用的量化评估失眠严重程度的工具,共有 10 个条目,基本涵盖失眠常见的症状,并着重对严重失眠进行总体评价。各条目采用 0~4 级评分,均有评定指导语和评分标准;评分越高,睡眠障碍的程度越重。

四、老年期认知障碍患者的睡眠障碍类型

(一)睡眠期间的异常行为或运动

1. 不宁腿综合征 不宁腿综合征分为原发性(不合并其他疾病)和继发性(有明确的原因,如内科疾病、事件或药物)。原发性不宁腿综合征病因不清楚,可能存在与多巴胺能神经元有关。继发性不宁腿综合征病因包括肾衰竭、妊娠、铁缺乏、某些药物等。不宁腿综合征表现在双腿深部,常在夜间出现非痛、非痒、非麻、难以忍受的酸胀、麻木、牵拉等,似蚂蚁在皮肤下爬行的感觉,或如同蚯蚓在血管中爬行等,让人无法入睡。

不宁腿综合征患者在白天也会有感觉异常、腿动和不安等症状,到了睡前或夜间会更加明显,让人难以忍受,活动后不适表现缓解。由于下肢特殊的不适感或夜间肌阵挛会导致睡眠障碍。其实夜间肌阵挛为刻板的屈曲运动,是在睡眠中不断出现的下肢肌肉收缩,每夜可达数百次,每次约 2 秒,又称"睡眠中周期性腿动"。此病不受年龄限制,男女老少均可患此病,会伴随失眠、精神紧张、多尿、乏力、头晕、心悸等。

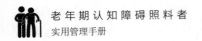
当出现不宁腿综合征时,不用过分紧张,建议先到医院检查,应排除肢体受压伤、动脉硬化、周围神经炎、高黏血症,以及皮肤变态反应等。

2. 快速动眼(REM)期睡眠行为异常　这里不得不提到睡眠分期,睡眠共分为 4 期,分别是 N1 期、N2 期、N3 期和 REM 期。在 REM 期,眼球在此阶段会呈现不由自主的快速移动,大部分(70%～80%)的梦是在这一期出现的,醒来后能够回忆清楚的梦都是在 REM 睡眠发生的。REM 期是全部睡眠阶段中最浅的,在 REM 睡眠时醒过来的人会表现出不同于其他睡眠阶段的情形,主要是充满警觉心并且精神饱满。

快速动眼(REM)期睡眠行为异常指 REM 期出现的行为紊乱,通常出现于 40～70 岁人群,男性多于女性,发生频率不一,每周 1 次,严重者每晚均有发生。快速动眼期睡眠行为异常的主要表现:鲜活恐怖或暴力的梦境及与梦境相关的肢体动作和情绪反应。会出现殴打同床者,出现伤人或毁物,动作比较粗暴、猛烈,如拳打、脚踢、翻滚、呼喊、反复坠床等。患者在清醒后能回忆梦境,但是对睡眠中出现的异常行为不能回忆。如果患者家属有类似表现,建议尽早到医院进行 PSG 检测。

(二)睡眠呼吸暂停综合征

人的一生大约有 1/3 的时间是在睡眠中度过的,浓浓的夜色为其涂上了一层神秘的色彩,发生于睡眠中的许多现象一直是人们试图解开的谜。在生活中,一个素来健康的朋友在睡眠中莫名其妙地突然死去;奶头堵塞了婴幼儿呼吸道使之窒息死亡。有哪些意外死亡和我们的睡眠有关呢? 那就是打鼾及频繁的呼吸停止。

睡眠中呼吸停止达 10 秒钟以上,每小时超过 5 次或夜晚 7 小时中睡眠呼吸暂停超过 30 次,可以造成患者血液里的氧气明显减少,引起机体缺氧,以及患者反复从睡眠中憋醒等,医学上称之为"睡眠呼吸暂停综合征"。

老年期认知障碍患者伴有睡眠呼吸暂停综合征是比较常见的,目前普遍未引起重视。因为老年期认知障碍患者多合并全身性疾病,呼吸暂停引起缺氧可导致高血压及心律失常的发生,加重肺病引起的缺氧,易造成夜间死亡;老年期认知障碍患者往往会伴有失眠,常服用助眠药物改善睡眠,助眠药物易加重已经存在的睡眠呼吸暂停症状;睡眠呼吸暂停综合征引起的一些神经、精神症状归因于认知障碍疾病,未能得到及时救治。

五、老年期认知障碍患者睡眠障碍的治疗

(一)非药物治疗

1. 健康宣教　首先应进行睡眠卫生知识的宣教,关心和安慰患者,患者需注意劳逸结合,尽量不午睡,夜间按时入睡,睡前避免烟酒、饮茶、咖啡和游戏。

2. 音乐疗法　轻柔舒缓的音乐可以使患者的交感神经兴奋降低,焦虑情绪和应激

反应得到缓解。另外,音乐疗法也有着将患者的注意力从难以入睡的压力中分散出来的作用,这可以促使患者处于放松状态从而改善睡眠;音乐治疗一般是个性化治疗。

3. 物理治疗 目前包括光照疗法、重复经颅磁刺激(≤1 Hz)、生物反馈疗法、按摩、针灸等物理治疗,均有一定的效果,治疗中因人而异,应注意相应的适应证。有研究显示强调,对日间节律紊乱和"日落综合征"的患者可采用光照疗法。

4. 呼吸机辅助治疗 老年期认知障碍患者中存在呼吸暂停综合征的,其实发病率很高。笔者所在医院大约有 30%AD 患者存在重度呼吸暂停的情况,应采取积极的治疗措施,选择合适的呼吸机类型进行治疗。

5. 不良事件的防范 老年期认知障碍患者在睡眠进程中,由于体位原因、夜间起夜或睡眠时相推迟等原因,可能出现食物或口腔分泌物的反流,进而出现吸入性肺炎;部分患者可能发生起床时由于体位变化导致晕倒、起夜时导致跌倒等意外事件,严重时甚至出现骨折及外伤导致的各种部位的血肿。因此,应建议患者夜间适当减少饮水,睡眠时适当抬高床头位或采用枕头,避免频繁变换房间家具的位置,减少障碍物。

(二)药物治疗

1. 抗抑郁药 比如 SSRIs 中的帕罗西汀、氟伏沙明具有一定的镇静作用,可在一定程度上改善睡眠。使用 SSRIs 时还应考虑药物对肝脏 P450 酶的影响,因为老年患者常共患多种躯体疾病,需要同时使用其他治疗躯体疾病的药物。

2. 苯二氮䓬类药 苯二氮䓬类药主要用于睡眠障碍、焦虑和激惹的治疗。苯二氮䓬类药的差异主要是半衰期的长短和镇静作用的强弱。一般可分为长效制剂(半衰期 20 小时左右),如地西泮、氯硝西泮、氟西泮等;中效制剂(半衰期 10 小时左右),如阿普唑仑、氧西泮、劳拉西泮等;短效制剂(半衰期 3 小时左右),如三唑仑、咪达唑仑等。半衰期较短的药物多用于治疗入睡困难,半衰期较长的药物适合焦虑、激惹和睡眠的维持治疗。苯二氮䓬类药物的常见不良反应有嗜睡、头晕、共济失调、记忆障碍、呼吸抑制、耐药、成瘾、撤药综合征等。苯二氮䓬类药能增强酒精和抗精神病药的镇静作用,突然停药可致抽搐,使用时应加以注意。半衰期短的药物记忆障碍、撤药综合征较多,半衰期长的药物导致思睡、运动损害较重。治疗痴呆患者的睡眠障碍是为了减少或减轻失眠、易醒和夜间模糊症状,以增加患者的舒适度,减轻家属和照料者的痛苦。如果抑郁和睡眠障碍并存,可睡前给予具有镇静作用的抗抑郁药,如三唑酮、米氮平等。如患者只有睡眠障碍或焦虑激越,才考虑使用苯二氮䓬类药。

3. 非苯二氮䓬类镇静催眠药 佐匹克隆、吡唑坦等是新型非苯二氮䓬类镇静催眠药,具有起效快、半衰期短和不良反应少等优点。

4. 抗精神病药 如果患者同时有精神病性症状和睡眠障碍,一般在睡前给予抗精神病药,如无禁忌证可选镇静作用相对较强的抗精神病药,如奋乃静、氯普噻吨、奥氮平、喹硫平等,一般不需要较大剂量给药。此类药物可能会引起明显的药物副反应,包括锥体外系反应、迟发性运动障碍、增加死亡率等,使用期间应注意监测药物浓度,调整时应遵医嘱。

(郭子雷)

第七节　老年期认知障碍伴发的精神行为症状及其照料与管理

不少患者家属认为,老年痴呆就是指患者的记性下降、生活不能自理、脑子变笨了,但他们并没有意识到痴呆伴发的精神行为症状也是老年期认知障碍的重点临床表现之一,甚至其照料与管理难度远大于认知功能的衰退。许多家属对患者精神行为症状的出现表示难以理解,不少家属揪心地表示:我家的痴呆患者怎么会这么吵? 痴呆患者不是笨笨的什么都不知道了吗? 由于照料者对精神行为症状的管理难度预估不足,部分家属甚至出现了绝望感,严重影响了患者与照料者的身心健康。

一、什么是痴呆伴发的精神行为症状

什么是痴呆伴发的精神行为症状呢? 1906 年,德国精神病学家 Alzheimer 首次描述了阿尔茨海默病(即通常所指的老年痴呆)患者的精神异常:开始有情感异常、不忠和嫉妒妄想等,随后出现了记忆力、视空间和语言的损害。可见精神行为症状有可能在记忆力减退还不明显的时候就已经开始出现,并贯穿痴呆病程的始终,且症状内容丰富,包括情绪异常、行为凌乱、妄想、幻觉、激越、淡漠等一系列症状,几乎囊括了所有的精神症状分类,因此其识别、鉴别、治疗、照护与管理难度非常大,给照料者带来极大挑战。

二、精神行为症状的特点与表现

既然痴呆伴发的精神行为症状如此繁多复杂,那如何帮助照料者来识别与管理这一类的患者便是实实在在的难题。在认知障碍的全病程中,不同阶段的精神行为症状表现差异性很大。在痴呆早期,由于患者能够意识到自己的记忆问题,因此会力求弥补掩饰,以此来规避记忆下降对生活带来的负面影响。但由于患者意识到自己的认知功能受损,因此会出现焦虑、抑郁情绪,对自己不自信;当家人指出其异常时,患者时常会因自尊心受损而发脾气、情绪不稳,甚至影响家庭关系。当进展到中度痴呆时,患者的精神行为异常也会进一步加重,可出现妄想或幻觉,其中最常见的是被窃妄想与嫉妒妄想。不同于其他精神疾病的妄想,痴呆患者的妄想也是基于认知功能的衰退,比如当患者找不到自己放置的东西时,就会猜疑是不是被偷走了(被窃妄想),这时候患者就会翻箱倒柜找东西,或频繁打包东西藏好,把家里弄得一片狼藉。另外,部分痴呆患者由于认识到自己认知功能下降而逐渐产生不自信,继发自卑情绪、缺乏安全感,因此当配偶外出时就会猜疑是不是有外遇了(嫉妒妄想)。当重度痴呆时,患者的自主活动大量减少,对于任何事情都会表现十分淡漠,也会逐渐出现大小便失禁甚至终日卧床的情况。

　　痴呆类型不同,精神行为症状的表现也有差异。目前,国内常见的痴呆类型主要有阿尔茨海默病、血管性痴呆、帕金森病性痴呆、路易体痴呆、额颞叶痴呆、麻痹性痴呆六大类。阿尔茨海默病患者往往在早期就会出现人格改变,比如孤僻、懒散、自私、冷淡、容易激惹等。血管性痴呆(即由脑血管病引起的认知障碍)患者人格往往保持相对完整,但其往往会出现昼夜节律异常,以夜间精神异常为多见,且精神异常具有阵发性的特点。血管性痴呆患者的情绪异常表现较为突出,据统计一半以上的脑卒中患者会出现不同程度的抑郁表现,称为"卒中后抑郁",另有部分患者会出现本能活动的亢进如性欲增强等。帕金森病性痴呆(即由帕金森病导致的认知障碍)患者的自主神经功能异常较明显,因此早期常伴有焦虑情绪或性功能亢进,而晚期则相对较多出现幻视(即没有现实刺激作用于视觉器官时出现的视觉体验),甚至可能出现谵妄(严重的意识障碍与急剧的认知功能受损)。几乎70%以上的路易体痴呆会出现幻视,且通常在发病第一年就可出现;另有24%左右的路易体患者伴有视错觉(对客观事物歪曲的知觉),这可能导致患者继发冲动、激越等危险行为;该类型的痴呆患者往往还伴有睡眠时不自主运动、梦呓等症状,并反复出现摔倒、晕厥。额颞叶痴呆患者则早期就会表现出社交能力受损,人格及情感改变较为明显,另外不少患者还会出现口部活动过多,把任何东西都放入口中试探。麻痹性痴呆(即由梅毒螺旋体侵犯大脑引起的晚期梅毒的认知障碍)患者的精神行为异常表现复杂多样,有时甚至呈现"四不像"的特征,早期常以神经衰弱综合征为多见,进展期则可出现人格改变、行为轻浮、放荡不羁、挥霍、哭笑无常,甚至出现一些违反社会道德或法律的行为。

三、精神与行为症状的照料与管理的原则与实施方案

　　了解了痴呆伴发的精神行为症状之后,我们又该如何去照料与管理患者呢?

　　首先,无论在医疗机构还是在社会养老福利机构抑或是居家照护,不管是由医护人员还是陪护保姆抑或是配偶、子女来管理照料,最重要的一条原则是"人性化照护",该原则贯穿痴呆病程始终,在不同阶段发挥着不同的指导意义。

　　1. 医疗机构的人性化照护　由于害怕痴呆患者出现意外或因精神行为异常难以管理,非精神科或非老年科病房往往倾向于劝导痴呆患者及其家属转院或转病房,甚至一看到伴有明显精神行为症状的痴呆患者就敬而远之,这无意中违反了对痴呆患者"人性化照护"这一原则。对于前来就诊的痴呆患者,当接诊人员并非精神科或老年科医护人员时,仍应积极接诊,在对患者的病情进行充分评估后(必要时可由精神科或老年科专家会诊),若发现同时存在威胁健康甚至生命的严重躯体疾病时,应积极收治,对于伴发的精神行为异常,可请相关科室协助诊疗、指导照护。

2. 养老机构的人性化照护　由于子女工作的繁忙或与老人不在同一个城市生活,越来越多的老年期认知障碍患者被送入敬老院或养老机构生活。与居家养老不同,养老机构普遍采用类似学生住校的集体化、集约化管理模式,因此老人的部分个性化生活不可避免地受到影响。而在这共性与个性之间,考验着养老机构的人性化服务的含金量,也考验着机构运营者与管理者的智慧与耐心。由于不同阶段痴呆患者的临床表现不尽相同,为了避免不必要的摩擦,养老机构可以针对痴呆老人进行分类管理,尽量将同一阶段的痴呆患者安排在同一个房间。对于伴有情绪、情感改变的轻度或早期痴呆患者,平时可适当安排一些轻松愉悦的康复项目,如音乐疗法、按摩与轻抚、艺术疗法、芳香疗法等。据研究,音乐疗法可激活脑内杏仁核(主观产生愉快的体验和愉悦的情绪),能显著缓解焦虑情绪;而按摩与轻抚会让痴呆患者回想起母亲爱抚孩子的情景,使其情绪放松,更能降低痴呆患者的攻击性,缓解其激惹性;而对于言语功能受损的痴呆患者,艺术疗法提供了另一种情感表达方式,由于轻度痴呆患者对自己的认知功能受损存在自卑、懊恼、抑郁、焦虑等多种不良情绪,艺术作品的产生能够增强患者的自尊与自信,缓解其焦躁、抑郁情绪,并能缓解情感淡漠的出现;芳香疗法能促进患者放松、改善睡眠、减轻疼痛、减少抑郁症状与激越行为,传统中医学认为,"芳香之品,其性走窜,具有开窍醒脑、行气活血之效",因此其适合血管性痴呆患者(有脑出血病史的患者慎用)。由于痴呆患者近记忆受损,对新环境的适应能力较弱,因此具有明显的"恋旧情结"。鉴于此,养老机构针对痴呆老人的房间装潢、布置不宜太过现代化,可以适当添加怀旧元素,营造痴呆患者"似曾相识"的感觉,增加其心理层面的安全感。需要指出的是,鉴于我国养老机构专业技术与条件的限制,严格来说只适合轻度或早期痴呆的患者居住,一旦患者进展到伴有明显精神行为症状的中度痴呆或长期卧床、已完全失语失能的重度痴呆阶段,则应寻求更加专业、照护技术更加成熟的专科医疗机构进行诊疗,以免发生严重的不良事件或并发严重的躯体疾病。

3. 居家养老的人性化照护　由于居家痴呆老人的照料者多为配偶、子女等至亲,因此在照护患者时经常会出现"口无遮拦"的情况。在某种程度上,居家养老的照料者若不注意、不控制自己的不良情绪,更容易对痴呆患者造成精神创伤。对于痴呆老人的配偶或子女,我们给出以下几点建议:第一,痴呆老人由于记性下降,常常说错话、做错事,特别是早期痴呆患者对自己的认知功能下降会感到十分苦恼,这时请尽量避免纠错指责,这会让他们已经破碎的心备受伤害;第二,由于痴呆老人仅剩远记忆相对完整,因此会反复提及年代久远的事情,请陪同者耐心地进入到他们的世界,努力倾听理解,这其实是我们与痴呆患者建立良好关系、解决冲突矛盾的最重要的切入点;第三,由于痴呆老人认知功能的衰退,会造成其更加固执己见,也使其更不易被理解与接纳,这时请抛开自己的习惯与不耐烦,因为他们只是在寻求让自己心安的东西;第四,痴呆患者常常会出现一些幼稚、离奇甚至荒谬的想法,这时请耐心倾听,尽可能理解,因为他们只是太希望我们陪在身边。与养老机构一样,对于中重度痴呆,仍建议寻求专业医疗机构的帮助和指导。

由于大部分痴呆患者同时存在认知功能减退与精神行为症状,因此照护的第二条重要原则即是"安全性"。对于老年疾病患者,由于本身已处于机体功能的生理衰退期,加之疾病影响,通常需关注"防跌倒""防噎食""防褥疮";而对于伴有精神病性症状(如各种幻觉、妄想,明显的思维形式障碍,明显的精神运动性兴奋,紧张症性行为等)的患者,则须做好"防冲动""防自杀(含自伤、自残)""防外走"防护措施;面对伴有明显精神行为症状的痴呆患者,则须同时做好上述"六防"。由于安全照护涉及痴呆患者日常生活的方方面面,因此内容纷繁复杂,总体上主要包含以下几点:

1)居家环境的安全性

(1)防跌倒:大部分老年人存在肌肉松弛、平衡功能减退、骨质流失、关节退化等退行性改变,因此属于跌倒高危人群,且跌倒后易发生骨折,骨折后常常伴随卧床、褥疮、坠积性肺炎、深静脉血栓等并发症。伴有精神行为症状的痴呆患者不仅意识不到周围环境的危险性,且受精神症状支配,更易发生跌倒。因此针对痴呆老人,家具布置应尽量简洁,减少杂物或尖锐的转角;注意地面防滑,可铺设防滑材料,地面有积水时应及时擦干,在卫浴设施旁安置扶手;保持屋内光线充足,保证夜间照明简易方便。

(2)防走失:痴呆老人因认知功能下降常常会迷路,当精神行为症状明显时,患者往往会在精神异常的支配下独自外出,甚至发生危险。正如媒体、新闻中时常会有外走失智老人留宿街头甚至死亡的报道,这种情况还是需要照护者加以重视。平时可以选择痴呆患者不易打开的门锁,应用现代电子产品如门窗感应装置、远程报警系统、电子定位装置,向邻居、社区街道委员会、村委会及时通报病情,及时参加当地精防网络,以便基层机构及时获取患者信息,共同保护失智老人。目前,由温州市公安局牵头,温州医科大学何金彩教授团队研发的"安心手环"已帮助找回走失老人百余名,成功率达到100%,且基本能在1小时内找回,因此,建议照料者可选择诸如此类的现代科技产品对痴呆老人进行安全性管理。

(3)饮食的安全性:由于痴呆患者肌肉功能退化,当支配吞咽的肌群功能失调时,极易发生噎食窒息甚至猝死;对于部分伴有被窃妄想的痴呆患者,由于担心自己的食物被盗,时常会发生"抢食",加剧了噎食的风险,这在血管性痴呆与帕金森病性痴呆患者中尤为常见。因此,照料者应尽量为患者准备容易吞咽的软食,不要进食过于黏腻、干燥的食品,当患者出现抢食时应及时制止,注意纠正患者的进食速度,尽量小口缓慢进食。

(4)社交环境的安全性:部分痴呆患者会出现脱抑制、性功能亢进等情况,这在血管痴呆、麻痹性痴呆患者中相对多见,应谨防这部分患者的冶游行为。据了解,部分省市疾控中心每年都会接收相当一部分感染性病的痴呆患者。

(5)危险物品的管理。由于痴呆患者存在情绪情感异常,部分患者容易激惹甚至出现冲动、伤人、毁物行为,因此平时须将有毒、有害、锐利或易碎之物锁好,点火装置

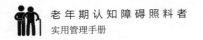
不要放在痴呆患者能够接触到的地方。

2)药物的安全性管理　痴呆患者本身需长期服用改善认知功能的药物,如多奈哌齐、美金刚等;伴有明显精神行为症状的痴呆患者则往往在益智药物的基础上联用精神科药物,如抗精神病药、抗抑郁药、心境稳定剂、镇静安眠药等。不论益智药物还是控制精神行为症状的精神科药物,均不同程度存在不良反应发生的可能。作为照料者,应尽量熟悉常见药物的不良反应表现,家里可以购置电子血压计以动态观察患者的生命体征。由于大部分精神科药物存在镇静、肌肉松弛等不良反应,因此在服用这些药物期间,尤须注意防跌倒;部分精神科药物可能会造成患者体位性低血压,因此当患者改变体位时,尤其当患者下床时、如厕结束后站起时,应注意患者是否存在眩晕、黑蒙、站立不稳等体位性低血压症状,少数患者可继发脑供血不足导致晕厥、意识丧失,照料者应及时送诊就医。另外,药品的妥善保管也十分重要,由于部分痴呆患者情绪波动明显,当伴发严重抑郁情绪时,可能会试图通过顿服大量精神科药物自杀;当痴呆程度加重后,由于认知功能损害明显,患者根本不知道眼前放的是药物,也会加剧其大量误服的可能性。所以照料者应将所有药物安全贮存,或者只能在给药时使用,尽量在家庭或养老机构中安排专人管理药品。当患者过量服药或服药后出现明显的不良反应(如脏器功能损害)时应及时就医,切勿拖延。照料者还须注意不能盲目迷信精神科药物或自行加减药物,由于某些精神科药物存在加重精神异常的可能性,或减药不当导致撤药综合征,因此痴呆患者的照料者们切忌自行调整药物的用法、用量。

四、精神行为症状照料的其他注意事项

除了人性化照护与安全性管理外,照料者们还应注意区分不同精神行为症状的轻重程度。当患者伴有明显的精神症状,出现激越、冲动、伤人、自伤、自杀等危险行为时,照料者千万不要与之硬抗,应及时将患者送至专业医疗机构就诊,当转运患者存在困难时,可以求助公安民警协助转运。另外,由于痴呆患者对旧时环境的依恋以及对新环境适应能力的下降,照料者们尽量不要频繁更换患者居住环境,以免造成其精神症状波动。

最后,照料者们还须当心痴呆叠加谵妄的可能性。谵妄是一种急性脑病,以急性的意识、注意、定向损害以及认知功能损害急性加重为基本特征,常伴有恐怖性幻视、昼夜节律颠倒、大量摸索动作。谵妄作为急症,对脑功能损害较大,若不及时缓解,危害极大,该病在血管性痴呆、帕金森病性痴呆患者中尤为常见。因此,当发现痴呆患者突然出现意识不清、认知功能剧烈下降伴有幻视、摸索动作及昼夜节律改变时,应及时送诊就医,排除叠加谵妄的可能性。

第五章 老年期认知障碍的医学伦理与照料者心理调适

第一节 老年期认知障碍照料者心理评估方法

一、老年期认知障碍照料者心理状态

老年期认知障碍大多呈进行性发展,致残性高,并发症也比较多,严重时患者生活不能自理,经常需要家属陪伴和照顾。老年期认知障碍病程漫长,目前尚无根治方法,不仅损害了患者的认知状态和社会功能,同样严重危害了照料者的心理状态和生活质量。

随着医学的发展,人均寿命延长,老年期认知障碍患者日益增多,由此导致的家庭和社会负担已成为老龄化社会中非常严峻的问题。在发达国家,老年期认知障碍患者几乎都可以到专门的医疗机构去接受护理和照料。由于我国目前医疗服务保障体系还不够健全,以及受传统文化思想的影响,我国90%以上的老年期认知障碍患者只能在家中接受家庭成员的陪伴和照料,照料者主要是配偶、子女、其他亲属、朋友和邻居等,其中80%为女性照料者。长期繁重的生活护理、医疗费用的不断支出以及患者的精神行为症状,使照料者承受巨大的心理和身体的双重压力,故深入探讨照料者的心理健康问题有着非常重要的现实意义。

国内外诸多研究发现,老年期认知障碍患者的照料者心理状态普遍比较差,通过精神检查和心理访谈发现很多照料者存在睡眠差、焦虑、抑郁、无力、烦躁和愤怒等心理问题。部分研究还明确了老年期认知障碍的照料者都有轻度到中度的焦虑与抑郁情绪,并且在躯体化、强迫、人际关系、恐怖、焦虑、抑郁等方面与全国病例比较均有明显的差异,其心理负担会随照料时间的延长逐渐加重。照料者缺乏恰当应对患者情绪和行为的技能,再加上缺乏足够的社会支持,均可导致照料者的心理负担持续存在且难以缓解。另一方面,由于老年期认知障碍患者的健康状况持续、缓慢、进行性变差,对照料者的需求和依赖不断增加,这种不断增加的责任和压力作为应激源长期作用于照料者,导致承担照顾责任的照料者的心理健康水平持续下降。

心理压力是人们普遍面临的问题,与心理健康密切相关。长期的心理压力和高于健康危险压力时将对身心健康产生负面影响。老年期认知障碍的照料者自由支配的时间相对较少,其社会交往明显减少,人际关系普遍不良,社会支持水平较低,严重影响照料者的社会生活质量。近年来的研究发现,通过专业的心理量表评估照料者的心理和情绪状态,结果显示照料者的心理状态与其性别、年龄、受教育年限、家庭人均月

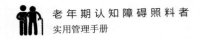
收入、经济支出、慢性躯体疾病、与患者的关系、社会支持、照料时长,以及患者年龄、性别、严重程度等密切相关。

综上所述,老年期认知障碍照料者普遍存在内心负担重、精神压力大、不同程度的焦虑及抑郁状态、睡眠质量差等问题,并受到自身、患者和社会等多种因素的影响。由此可见,我们应该加强对照料者的疾病知识宣教以及相关心理支持和应对策略的培训,以期减轻照料者焦虑、抑郁状态,提供更多社会支持,提高照料者的健康水平和生活质量。

二、老年期认知障碍照料者心理评估

心理评估是指在生物、心理和社会医学模式的共同指导下对个体或团体的心理状态进行全面系统和深入的分析。心理评估的主要目的是准确了解个体的心理状况,判断其现存的或潜在的心理健康问题,从而便于早期干预和治疗。常用的心理评估方法包括观察法、交谈法和心理测量等方法。

老年期认知障碍照料者的心理问题需要关注,通过观察和面谈的方式可以发现照料者思想压力大、内心负担重,普遍存在情绪压抑、紧张焦虑、烦躁易怒、抑郁自卑、多梦眠浅等心理问题。为了对照料者的心理现象或行为进行科学准确的量化测定,相关工作人员经常通过专业的沟通,采用 Zarit 照顾负担量表、照顾者压力量表(CSI)、焦虑自评量表(SAS)、抑郁自评量表(SDS)和匹兹堡睡眠质量指数量表来评定照料者的压力、焦虑、抑郁、烦恼和睡眠状态,目的就是为了更好地帮助照料者改善情绪和心理功能。

三、常用的心理测评量表简介

(一)Zarit 照顾负担量表(ZBI)

以下问题是反映当在照顾患者时您的感受,过去一个星期内您是否出现了以下感受,请您仔细阅读下表中的每一项,然后在最适合您本人情况的数字上画"√"。

1. 您是否认为,您所照料的患者会向您提出过多的照顾要求?　　0　1　2　3　4

2. 您是否认为,由于护理患者会使自己时间不够?　　0　1　2　3　4

3. 您是否认为,在照料患者和努力做好家务及工作之间,您会感到有压力?

0　1　2　3　4

4. 您是否认为,因患者的行为而感到为难?　　0　1　2　3　4

5. 您是否认为,有患者在您的身边而感到烦恼?　　0　1　2　3　4

6. 您是否认为,您的患者已经影响到了您和您的家人与朋友间的关系?

0　1　2　3　4

7. 您是否认为,对未来感到担心?　　0　1　2　3　4

8. 您是否认为,患者依赖于您?   0 1 2 3 4

9. 当患者在您身边时,您感到紧张吗?   0 1 2 3 4

10. 您是否认为,由于护理患者,您的健康受到影响?   0 1 2 3 4

11. 您是否认为,由于护理患者,您没有时间办自己的私事?   0 1 2 3 4

12. 您是否认为,由于护理患者,您的社交受到影响?   0 1 2 3 4

13. 您有没有由于患者在家,放弃请朋友来家里做客的想法?   0 1 2 3 4

14. 您是否认为,患者只期盼您的照顾,您好像是他/她唯一可依赖的人?   0 1 2 3 4

15. 您是否认为,除去您的花费,您没有余钱用于护理患者?   0 1 2 3 4

16. 您是否认为,您有可能花更多的时间护理患者?   0 1 2 3 4

17. 您是否认为,开始护理以来,按照自己的意愿生活已经不可能了?   0 1 2 3 4

18. 您是否希望,能把患者留给别人来照顾?   0 1 2 3 4

19. 您对患者有不知如何是好的情形吗?   0 1 2 3 4

20. 您认为应该为患者做更多的事情是吗?   0 1 2 3 4

21. 您认为在护理患者上您能做得更好吗?   0 1 2 3 4

22. 综合看来,您怎样评价自己在护理上的负担?   轻 中 重 极重

量表评定说明:

该量表是由 Zarit 等在 20 世纪 80 年代发明,用于测量照顾者负担的程度。目前该量表被译成多种文字,在世界很多国家被广泛应用。它共有 22 个条目,包括角色负担和个人负担两个维度。每个条目按负担的轻重评分,其中 0 分表示"从来不",4 分表示"几乎经常"。量表总分为 0~88 分,得分越高,说明照顾者的负担越重。

(二)照顾者压力量表(CSI)

以下是您在患者从医院返家后的照顾工作上可能所面临的困扰。请就您个人的看法,回答下列问题是否发生在您的身上?

题目	是	否
1.睡眠受到干扰(例如,因为患者上床、下床、夜间走动等)		
2.造成生活上的不便(例如,因为辅助患者花太多时间、开很远的车去帮助患者等)		
3.体力上的负担(例如,帮助患者上下轮椅、必须努力和专注于患者)		
4.社交活动受到限制(例如,空闲时间受到限制、无法拜访朋友)		
5.家庭须做一些调整(例如,因为照顾患者而打破常规,没有隐私)		

题目	是	否
6.改变个人的计划(例如,不得不减少工作、不能有假期)		
7.除了提供病患的照顾工作外,同时还需要花时间满足其他家庭成员的需求		
8.照顾过程中,自己须做一些情绪上的调整(例如,出现严重的吵架)		
9.病患的某些行为令我感到困扰(例如,患者记忆力差、谴责别人)		
10.患者生病后改变了很多,让您心烦意乱		
11.须做一些工作上的调整(例如,缩短工作时间)		
12.经济上的负担		
13.照顾患者的压力使您感到完全被击倒,无法承受(例如,因为担忧病患的病情、担心自己要如何处理问题)		

计分:总分=“是”的总和。
总分≥7说明有较高水平的压力。

建议:
如果总分≥7:
1.确定导致看护者压力的问题。
2.与看护者一起按照压力的轻重缓急处理。
3.与看护者协商,制定减少看护者压力的策略。
4.将这些干预放在标题为“照顾者支持”的客户关怀计划上。
5.讨论可提供咨询支持的机构,并根据需要转诊到合适的机构。

(三)焦虑自评量表(SAS)

焦虑是一种比较普遍的精神体验,长期存在焦虑反应的人易发展为焦虑症。本量表包含20个项目,分为4级评分,请您仔细阅读以下内容,根据最近一星期的情况如实回答。

填表说明:所有题目均共用答案,请在A、B、C、D上画“√”,每题限选一个答案。

姓名:　　　　性别:□男　□女

自评题目:

答案:A没有或很少时间;B小部分时间;C相当多的时间;D绝大部分或全部时间。

1.我觉得比平时容易紧张或着急　　　　A　　B　　C　　D

2.我无缘无故地感到害怕　　　　A　　B　　C　　D

3.我容易心里烦乱或感到惊恐　　　　A　　B　　C　　D

4. 我觉得自己可能将要发疯   A   B   C   D

5. 我觉得一切都很好   A   B   C   D

6. 我手脚发抖、打战   A   B   C   D

7. 我因为头疼、颈痛和背痛而苦恼   A   B   C   D

8. 我觉得容易衰弱和疲乏   A   B   C   D

9. 我觉得心平气和,并且容易安静坐着   A   B   C   D

10. 我觉得心跳得很快   A   B   C   D

11. 我因为一阵阵头晕而苦恼   A   B   C   D

12. 我有晕倒发作,或觉得要晕倒似的   A   B   C   D

13. 我吸气呼气都感到很容易   A   B   C   D

14. 我的手脚麻木和刺痛   A   B   C   D

15. 我因为胃痛和消化不良而苦恼   A   B   C   D

16. 我常常要小便   A   B   C   D

17. 我的手脚常常是干燥、温暖的   A   B   C   D

18. 我脸红发热   A   B   C   D

19. 我容易入睡并且一夜睡得很好   A   B   C   D

20. 我做噩梦   A   B   C   D

评分标准:正向计分题 A、B、C、D 按 1、2、3、4 计分;反向计分题 5、9、13、17、19 按 4、3、2、1 计分。总分乘以 1.25 后取整数,即得标准分。低于 50 分者为正常;50~60 分者为轻度焦虑;61~70 分者为中度焦虑,70 分以上者为重度焦虑。

(四)抑郁自评量表(SDS)

本量表包含 20 个项目,分为 4 级评分,为保证调查结果的准确性,请您仔细阅读以下内容,根据最近一星期的情况如实回答。

填表说明:所有题目均共用答案,请在 A、B、C 、D 上画"√",每题限选一个答案。

姓名: 性别:□男   □女

自评题目:

答案:A 没有或很少时间;B 小部分时间;C 相当多的时间;D 绝大部分或全部时间。

1. 我觉得闷闷不乐,情绪低沉   A   B   C   D

2. 我觉得一天之中早晨最好   A   B   C   D

3. 我一阵阵哭出来或想哭   A   B   C   D

4. 我晚上睡眠不好   A   B   C   D

5. 我吃得跟平常一样多   A   B   C   D

6. 我与异性密切接触时和以往一样感到愉快   A   B   C   D

7. 我发觉我的体重在下降   A   B   C   D

8. 我有便秘的苦恼   A   B   C   D

9. 我的心跳比平时快   A   B   C   D

10. 我无缘无故地感到疲乏   A   B   C   D

11. 我的头脑跟平常一样清楚   A   B   C   D

12. 我觉得经常做的事情并没有困难   A   B   C   D

13. 我觉得不安而平静不下来   A   B   C   D

14. 我对将来抱有希望   A   B   C   D

15. 我比平常容易生气激动   A   B   C   D

16. 我觉得做出决定是容易的   A   B   C   D

17. 我觉得自己是个有用的人,有人需要我   A   B   C   D

18. 我的生活过得很有意思   A   B   C   D

19. 我认为如果我死了别人会生活得更好一些   A   B   C   D

20. 平常感兴趣的事我仍然感兴趣   A   B   C   D

评分标准:正向计分题 A、B、C、D 按 1、2、3、4 计分;反向计分题 2、5、6、11、12、14、16、17、18、20 按 4、3、2、1 计分。总分乘以 1.25 后取整数,即得标准分。低于 50 分者为正常;50～60 分者为轻度焦虑;61～70 分者为中度焦虑,70 分以上者为重度焦虑。

(五)匹兹堡睡眠质量指数量表

指导语:以下的问题仅与你过去一个月的睡眠习惯有关。你应该对过去一个月中多数白天和晚上的睡眠情况做精确的回答,要回答所有的问题。

1. 过去一个月你通常上床睡觉的时间是什么时候?(请按 24 小时制填写)

上床睡觉的时间是_____点____分

2. 过去一个月你每晚通常要多长时间(分钟)才能入睡?

①小于 15 分钟   ②16～30 分钟   ③31～60 分钟   ④大于 60 分钟

3. 过去一个月每天早上通常什么时候起床?(请按 24 小时制填写)

起床时间是_____点____分

4. 过去一个月你每晚实际睡眠的时间有多少?

每晚实际睡眠的时间是____小时_____分钟

过去一个月你是否因为以下问题而经常睡眠不好(以下第 5 至第 13 个问题前都显示此表述)

5. 不能在 30 分钟内入睡

①过去一个月没有   ②每周平均不足一个晚上

③每周平均一个或两个晚上   ④每周平均三个或更多晚上

6. 在晚上睡眠中醒来或早醒
　　①过去一个月没有　　　　　　　　②每周平均不足一个晚上
　　③每周平均一个或两个晚上　　　　④每周平均三个或更多晚上

7. 晚上有无起床上洗手间
　　①过去一个月没有　　　　　　　　②每周平均不足一个晚上
　　③每周平均一个或两个晚上　　　　④每周平均三个或更多晚上

8. 不舒服的呼吸
　　①过去一个月没有　　　　　　　　②每周平均不足一个晚上
　　③每周平均一个或两个晚上　　　　④每周平均三个或更多晚上

9. 大声咳嗽或打鼾声
　　①过去一个月没有　　　　　　　　②每周平均不足一个晚上
　　③每周平均一个或两个晚上　　　　④每周平均三个或更多晚上

10. 感到寒冷
　　①过去一个月没有　　　　　　　　②每周平均不足一个晚上
　　③每周平均一个或两个晚上　　　　④每周平均三个或更多晚上

11. 感到太热
　　①过去一个月没有　　　　　　　　②每周平均不足一个晚上
　　③每周平均一个或两个晚上　　　　④每周平均三个或更多晚上

12. 做不好的梦
　　①过去一个月没有　　　　　　　　②每周平均不足一个晚上
　　③每周平均一个或两个晚上　　　　④每周平均三个或更多晚上

13. 出现疼痛
　　①过去一个月没有　　　　　　　　②每周平均不足一个晚上
　　③每周平均一个或两个晚上　　　　④每周平均三个或更多晚上

14. 过去一个月你是否因以上原因出现睡眠不好？
　　①过去一个月没有　　　　　　　　②每周平均不足一个晚上
　　③每周平均一个或两个晚上　　　　④每周平均三个或更多晚上

15. 你对过去一个月总睡眠质量评分
　　①非常好　　　　　②尚好　　　　③不好　　　　④非常差

16. 过去一个月，你是否经常要服药（包括从医生处方或者在外面药店购买）才能
入睡？
　　①过去一个月没有　　　　　　　　②每周平均不足一个晚上
　　③每周平均一个或两个晚上　　　　④每周平均三个或更多晚上

17. 过去一个月你在开车、吃饭或参加社会活动时难以保持清醒状态？

①过去一个月没有 　　　　　②每周平均不足一个晚上

③每周平均一个或两个晚上 　②每周平均三个或更多晚上

18.过去一个月你在积极完成事情上是否有困难？

①没有困难 　　②有一点困难 　　③比较困难 　　④非常困难

19.你是与人同睡一床(睡觉同伴,包括配偶等)或有室友？

①没有与人同睡一床或有室友 　　②同伴或室友在另外的房间

③同伴在同一房间但不睡同床 　　④同伴在同一床上

如果你是与人同睡一床或有室友,请询问他(她)你在过去一个月是否出现以下情况(以下每一个问题前都显示此表述)

20.在你睡觉时,有无大鼾声？

①过去一个月没有 　　　　　②每周平均不足一个晚上

③每周平均一个或两个晚上 　④每周平均三个或更多晚上

21.在你睡觉时,呼吸之间有没有长时间停顿？

①过去一个月没有 　　　　　②每周平均不足一个晚上

③每周平均一个或两个晚上 　④每周平均三个或更多晚上

22.在你睡觉时,你的腿是否有抽动或者有痉挛？

①过去一个月没有 　　　　　②每周平均不足一个晚上

③每周平均一个或两个晚上 　④每周平均三个或更多晚上

23.在你睡觉时是否出现不能辨认方向或混乱状态？

①过去一个月没有 　　　　　②每周平均不足一个晚上

③每周平均一个或两个晚上 　④每周平均三个或更多晚上

24.在你睡觉时你是否有其他睡不安宁的情况,请描述

①过去一个月没有 　　　　　②每周平均不足一个晚上

③每周平均一个或两个晚上 　④每周平均三个或更多晚上

(夏江明)

第二节　老年期认知障碍照料者心理调适

一、概述

中国是当今世界上老年人口最多的国家,目前 60 岁以上老年人口有 2.41 亿,约占总人口的 17.3%。老年期认知障碍的主要表现形式为老年期痴呆,随着人口的日益老龄化,老年期痴呆发病率逐渐增高,且由于其高患病率、高致残率、高死亡率和疗效低的特点,因而成为当今社会不可忽视的公共卫生难题之一。由于老年期痴呆至今尚无特效药和特殊治疗方法,因此早期诊断、积极治疗、有效护理、全程照料尤为重要。

我国针对老年期痴呆的医疗保健尚未完善,超过 90％ 的患者在家中由亲属照料。国内外研究曾报道,照料者中女性占大多数,一般配偶占比较大,为 71.7％；而子女占比相对小得多,为 15.0％。

由于老年期痴呆患者病情的持续进展、不可逆性改变,对其照料者的需求和依赖不断增加,这种不断增加的责任作为应激源长期作用于看护者,最终导致其心理健康水平普遍下降。研究显示,虽然家庭形式的照顾使得在护理费以及医药费等方面的成本有所降低,但是随着人口老龄化的加剧,老年照料者这一特殊群体所面临的压力也越来越大,所承受的有关社交、学习等方面的负荷也越来越大。这些压力或负荷给照料者从身体到心理都带来了很多的负面影响,尤其是心理方面的影响,而照料者心理方面的变化又会给老人的身心健康直接或间接带来不良影响。

二、照料者的负荷及心理状态

(1)国外首次提出了"照料者负荷"这一名词,将其定义为照料者在照顾患者或老人时所付出的成本以及照顾过程给照料者所带来的负面影响。"照料者负荷"是指照顾老人或患者在这一过程对照顾者所产生的生理、心理、情感和社会等方面的影响。同时"照料者负荷"来自主观因素和客观因素的结合,主观因素是指照料者的主观认知,即对照料患者的主观看法；客观因素是指其所承受的外部环境压力,其调节因素是老年照顾者的能力以及社会对于这一行为的看法。近年来,一般认为将客观因素造成的老年照料者负荷看作是社会的照顾需求,即其任务及所需时间；而将主观因素造成的照料者负荷看作是照顾这一过程给照料者所带来的心理变化及其社会责任认知的变化。综上所述,我们应该从多角度来看待这一概念,首先,照料者对老年人应该有社会责任感,二者之间应该有某种关系进行维系,这种关系可以是雇佣,也可以是亲属；其次,照料者的心理变化来源于客观因素和主观因素两个方面；最后,照料者的负荷来源于心理、身体和社会舆论等多方面。

(2)老年期认知障碍照料者的心理状态主要受其所承受的压力或负荷影响。目前普遍认为相比于身体负荷,心理负荷或压力对照料者的心理状态影响更为显著。从短期来看,照料者的心理状态变化不是很明显；而从长远来看,照料者的心理状态具有典型性,主要表现为焦虑、抑郁和绝望。焦虑是最为普遍的照料者心理状态,约 3/4 的照料者存在焦虑情绪。而 40％～70％ 的照料者都有抑郁的情绪,其中 25％～50％ 应该接受治疗,这个数字远高于同年龄的一般人群。照料者最为严重的心理状态是绝望,研究表明,照料者的负荷或压力过大使之有较强的负罪感及挫败感,20％左右的照料者绝望程度过高,感到非常无助,甚至出现自杀行为。

三、影响老年期认知障碍照料者心理的因素分析

1. 体力上的强度　对于照料者来说,直接产生的消耗就是大量的体力活动,照顾

老人的饮食起居是一项需要随时陪伴的活动。如果照料者是与被照料者年纪相当的老人，这样的体力消耗尤其明显，照料者自身的体力随着年龄的增长已经不能够负担另一名认知障碍老年患者的生活照料。这样的情况尤其发生在夫妻之间，他们由于长期一起生活，更容易将个人的情感全部投入到为对方服务的活动中去，具有责无旁贷的观念，不会过多地考虑到自身的能力和身体状况；如果照料者是比被照料者年龄小一些的中年人，在生理上比高龄照料者具备了更多的体力储备，但是由于其自身也有家庭生活，必须同时承担起对家人的责任，因此相对高龄照料者而言其心理上不具备全身心投入照顾的意愿；如果照料者是更加年轻的人群，除非是全职的照料者，否则再照顾老人无疑对其体力和精力都有相当大的影响，过多的体力消耗使人产生疲惫与挫败，精力过少会影响工作的质量，进而会对照料者的心理产生不良影响。

2. 精神上的压力　　照料者在精神上的负荷主要包括人际关系的负荷和自身心理上的负荷。在人际关系方面，感情的亲疏会直接影响到照料者与被照料者之间的相处，如果照料者是老人的直系子女，由于长期多年的相处和亲情的存在，产生矛盾的可能性相对较小，子女对老人存在感恩的心理，因此子女照顾父母是比较好的模式；而如果照料者是儿媳、孙媳等非直系亲人，由于双方面临着新的身份转变，照料者与被照料者的心理状态也会影响到其相处的质量，且某种程度上与家庭结构、家庭关系、个人修养、经济条件均存在一定关联。一般来说，被照料者是由于身体的某方面疾病导致自身行动不便需要被照顾，而长期罹患疾病会对被照料者自身心理产生很大的影响，这样的心理状态可能会对照料者产生体力、感情、物质上的不断需要，而照料者随着时间的增长，其热情和耐心会逐渐减少。此外，随着患者认知障碍的加重大多会产生不同程度的精神行为症状，如果照料者对此不能理解，会严重影响双方的关系。照料者会表现出懈怠、忧郁、易怒甚至绝望的心理，对自身的精神和心理也是一种不良的影响。

3. 经济上的负担　　对于患者家庭来说，不仅仅是生理上和精神上的消耗，在经济上更是不可避免的花费。由于现今的老年人社会保障机制还不够健全，老年期认知障碍患者病程漫长，常年的疾病诊疗、护理、保养、检查等项目都需要大量的经济支出，照料者不仅付出了体力和精力，还要不遗余力地为老人的健康支付费用。更严重的是，照顾患者占用了照料者大量的时间，导致其无法集中精力经营自身的生活，事业上也会受到影响，更有严重者状态不断下降，心理上的挫败感越来越强烈，甚至产生埋怨的心理。

4. 社会认同的缺失　　对于照料者来说，往往还需要承受来自社会的负荷，对工作性质的不理解、工作类型的不认同都有可能导致其成为孤立的社会群体。如今多数的照料者角色均由女性来承担，因为女性心思缜密，在照顾老人方面更具耐心和细心。但即使在女性占平等地位的今天，由于实际生活中难免出现肢体接触或者回避之处，患者与照料者之间也会出现一些尴尬与羞耻的心理。即使同性之间的照顾可以回避这样的问题，但在其他照顾的内容中，由于个人习惯或喜好的差异，也会不可避免地出现相互之间的尴尬心理。这样的工作内容会导致照料者家人和亲友的不理解,且社会中许多人也不能完全接受工作性质带来的认可。

四、照料者心理变化对老年期认知障碍患者的影响

通常来说,照料者对老年期认知障碍患者的照顾过程,也是一种双方的相处过程,任何一方的情绪变化都会影响到相处的关系。要想保持良好的相处关系,除了照料者具有良好的心理素质外,患者在享受照料服务的同时,家人也要对照料者做出的努力与牺牲给予一定程度的肯定。但在实际相处过程中,照料者通常会与患者产生不同程度的摩擦,导致照料者内心具有挫败、灰心、自卑、埋怨等种种消极的情绪,这时候患者自身也会受到影响,比如照料者的消极心理会造成照料措施错误、消极的照料态度,甚至对患者产生虐待的行为。此外,照料者的消极心理非常不利于患者病情缓解,甚至会加快恶化,这样的行为只能得到适得其反的效果。

五、对照料者进行心理疏导的探讨

人口老龄化的问题十分严峻,随着年龄的增长,老年期认知障碍的发病率逐渐增高,我们需要妥善关注照料者的心理健康状况与心理调适,下面谈一下如何改善照料者的身心健康。

1. 开展"暂时放松"服务 一般来说,短期的、暂时的照料工作,并不会导致照料者明显的心理变化。因此,我们可以开展"暂时放松"服务,即让照料者暂时离开患者一段时间进行心理的调节和放松,从而使压力与心理变化能够有缓冲的时间,得到恢复之后再投入到患者照料的工作中去,在国外被称为"喘息"服务。

2. 加强对照料者的培训与辅导 我国大多数的照料者并未接受过任何的培训与辅导,也没有任何心理疏导教育,不利于照料工作的开展。照料者培训内容主要包括疾病知识、如何诊断、疾病预后、治疗选择和支持性照护、如何对待患者的态度以及照护者角色的变化、如何避免与患者发生冲突和争论等。认知障碍患者会出现许多以前没有遇到过的问题,因此需要通过角色扮演或详细的面对面指导,提升照料者解决问题的能力。

3. 情感支持 鼓励照料者关注自己身体健康和精神健康的需求,为他们提供帮助,安排心理、身体健康评估和咨询,以及在适当的时候给予情感支持,让他们宣泄不良情绪,表达挫折感。可以尝试成立照料者联谊会,为照料者分享照护体验和宣泄情绪提供了一个生动的平台,参加此类联谊会能为照料者提供良好的情感支持。在一些发达地区,这方面的做法比较成熟,如家庭老年照料者联盟、照料者国家联盟与协会等,这样的机构可以为照料者提供生理和心理等方面的支持,对于其心理疏导有着良好的作用。

4. 提供政策支持和法律保障 在这一方面,我国的做法还有待提高,建议相关部

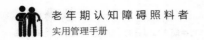
门从战略上给予老年期认知障碍照料者这一特殊群体以更多的关注,使他们能够拥有一个良好的外界环境和支持系统。

5.长程计划　鼓励照料者在财务问题、生活帮助或入住专门机构的计划、预先决定以及处理晚期痴呆照护等方面制订尽可能多的长程计划。

六、展望

针对人口老龄化问题的日益加剧,我们不仅要解决如何照顾好老年期认知障碍患者的问题,照料者的身心健康问题同样亟待解决。

在此笔者提出以下几点展望:一是加强对于老年期认知障碍患者的照料者心理状态变化及其心理疏导的研究;二是希望推行更多关注照料者这一特殊群体的政策;三是对于照料者的相关培训及教育亟待加强,应深入研究这方面活动的开展和相关机构的创建,更好地为老年期认知障碍患者的照料者提供服务。

(费玉娥)

第三节　老年期认知障碍的临终关怀与医学伦理

"临终关怀"译自英文"hospice care",始于中世纪的欧洲,当时是指为重病患者和临终者提供食物、住宿、治疗和照顾,并帮助料理后事的一种慈善性质服务。随着时代的不断发展,临终关怀的含义也有了进一步的延伸。虽然这个概念在引入中国时翻译略有差异,比如有的译为"善终服务",有的译为"安宁照顾",有的译为"临终关怀",但其内涵是相似的,都是为临终患者及其家属提供从身体到心灵的全面照护,使临终患者的病痛得以缓解、生命得到尊重,提高生命质量,同时也使家属的身心得到照护。根据世界卫生组织(WHO)的定义,临终关怀是对无治愈希望患者的积极与整体性的照顾。老年期认知障碍患者的诊疗中不可避免的问题就是照料患者。适宜的照料管理模式可以延缓痴呆患者的病情进展、改善生活质量,从而延长患者生命并减轻照料者压力。学者孟宪武将临终关怀定义为"临终关怀是一种特殊的卫生保健服务,指由多学科、多方面的准业人员组成的临终关怀团队,为当前医疗条件下尚无治愈希望的临终患者及其家属提供全面的舒缓疗护,以使临终患者缓解极端病痛,维护临终患者的尊严,得以舒适安宁地度过人生的最后旅程"。因此,临终关怀的目标并不是让患者康复或痊愈,而是让患者在所剩不多的时间里获得更好的照顾,最终实现临终者善终、失亲者善别、生者善生。

临终关怀所采用的舒缓性医疗与普通救治截然不同,普通救治以积极的、干预性治疗为手段达到疾病痊愈目的,而临终关怀采用的舒缓性医疗则是缓解和控制患者病痛,减少患者所受的身心折磨。WHO明确提到,临终关怀需要缓解临终患者及其家属在生理、心理以及灵性上的问题,临终关怀的中心是为临终患者提供生理关怀。此阶段临终者需要的不再是更多的治疗,而是希望医护人员和家属在日常的照护中能提供更舒适、更安心的照料,控制和缓解痛苦与不适。当然老年期认知障碍患者在疾病的后期由于记忆和智能的严重减退,可能本身并没有太多的紧张、焦虑和恐惧,但临终关怀还是需要为其在日常生活中提供全方位、细致而周到的生活护理。其次,临终关怀要为临终患者和家属积极提供心理上的支持和照护,使他们能够坦然面对即将到来的生离死别。工作人员要根据临终者及其家属不同阶段的心理特征给予辅导,减少患者对疾病和死亡的恐惧,并让家属得到安慰,使他们能够感受到温暖和尊重。最后,灵性关怀是临终关怀的最高要求,也是一种终极关怀。"灵性关怀最初是指宗教人士给予教民以精神上的关心和帮助",现在已经远远超出宗教范围,尤其在社会工作领域被广泛使用,该术语很好地诠释了社会工作者对普通大众的认知、情感、行为的关注。国外学者普遍认为灵性关怀是解决无望感、无助感最有价值的干预措施,它可以解决人的三大基本精神需求——意义和价值,爱与人际关系,宽恕。

临终关怀在尊重临终者生命神圣性的基础上,通过对临终者的身心照护、姑息治疗等关怀措施来减轻其身、心、灵的痛苦,提高了临终者的生命质量,是社会文明的进步,符合社会的道德要求。临终关怀从思想到实践上改变了过去临终患者只能在医院或家中痛苦地延长生命、患者家属饱受心理痛苦而无处诉说的现象,它让临终者受到了专业身心照护,也让患者家属得到了心理慰藉。同时,临终关怀对相关医务工作人员提出了更高的道德要求。如重症监护病房临终患者最常见、最强烈、最令人痛苦的3种症状是疼痛、呼吸困难和口渴,而照顾患者是护理工作的核心,护士与患者相处的时间多,患者的痛苦,护士总是首先被告知的,因此能更深刻地感受到危重患者、临终患者及其家属所遭受的痛苦,对死亡之苦更感同身受。正因为感受着临终患者的痛苦,让护士对死亡有了更深的体会,会觉得让患者无痛苦、尊严地离去是更好的选择。

近年来,越来越多的学者意识到临终关怀的重要性和意义,有研究从针对性的临终关怀护理入手,结果显示临终关怀能有效减少患者临终前的疼痛,改善其生存质量,同时能减少家属的心理压力。吴素香在其著作《善待生命——生命伦理学概论》中从生命伦理学的角度对临终关怀进行了阐释。首先对临终状态下了定义,指出临终状态是指当生命趋向终结,而死亡又尚未到来的生命状态,可以是数小时、数天、数月甚至更长。其次,概述了临终关怀的3个特点:临终关怀本质是对无望救治患者的临终照护;临终关怀是一种"全面的关怀";临终关怀是一门新兴学科。最后提出了临终关怀的3个伦理原则,即人道主义原则、以舒缓疗护为主的原则和全面照护的原则。有一些专家学者从伦理学角度探析了临终关怀的本土化发展,指出临终关怀在中国发展的前景是光明的,但也存在一些伦理问题未得到有效解决,所以必须要解决当前伦理问题,找到一条适合中国临终关怀的发展道路。在思考和分析了中国临终关怀的伦理困境后,认为这些困境表现在从生存到死亡的难言之隐、保密与告知的举棋不定、尽孝与不尽孝的瞻前顾后以及治疗与弃疗的进退维谷这4个方面。

从 20 世纪 70 年代起,英国、美国、加拿大、日本等国家都相继开展了临终关怀的研究和实践工作,发达国家的临终关怀制度的发展已趋于成熟。他们建立了相对完备的有关临终关怀的教育体系和管理机制,建立严格规范的临终关怀机构服务标准,目前已基本达到健全、规范、高效,提高和改善了临终患者的生命质量,减轻患者及家属的经济、心理负担。德国学者认为,临终关怀以全面的方法为基础,将患者的身体、心理、社会和精神福利置于其工作的前列,他们主要从护理角度出发,认为护士需要从上述四个方面对临终者进行关怀,应根据道德守则和护理标准展开临终关怀工作,并从护士的伦理道德层面出发,在伦理委员会的批准之下,保护临终者的权利。总之,国内外对临终关怀的研究已有一段时间,且研究内容比较丰富,越来越多的专家学者认识到临终关怀的重要性和必要性。国外尤其是欧美等发达国家的临终关怀,从制度到实施上已相对比较先进和完善,但是中国临终关怀依然面临着诸多问题需要解决,尤其是伦理道德方面,这些问题跟中国特殊国情紧密相关。

近 30 年来,临终关怀在中国的医疗和社会保障中发展较快。一方面,生命伦理学、医学伦理学、临终关怀研究机构等组织的成立,推动了临终关怀研究事业的发展,在理论上将临终关怀和医疗、康复条件以及具体的医学技术等进行结合,广泛地研究了临终关怀的诸多实际问题。另一方面,随着人们生活质量的提高,"死亡"不再是讳莫如深的话题,让患有老年期认知障碍的亲人在结束人生之旅的最后阶段,尽量少遭受痛苦,也是爱和孝心最重要的体现。然而,除专业的学术研究以外,普通民众对临终关怀的了解来源一般只有社会媒体和书籍,普及渠道和覆盖面有限使很多人对"临终关怀"仍非常陌生,甚至从未听说过。笔者结合目前的文献资料,总结国内现有的临终关怀模式包括 5 类:①独立的临终关怀医院;②综合医院的临终关怀病房;③社区医院组织模式;④家庭病床模式;⑤综合模式。这 5 种临终关怀模式看似丰富,但在实际应用中的问题层出不穷,究其根本原因在于这些临终关怀模式多为仿效西方国家,未建立真正适宜中国国情的本土化临终关怀模式,所以在实践过程中会遭遇很多问题和阻碍。

随着物质生活及社会经济的发展,人们逐渐从对生命长度的追求转变成对生命质量的追求。临终关怀是一项符合人类利益的崇高事业,符合人类对高生命质量追求的客观要求。它打破了以医生为主导的治疗模式,回归到死亡本有的自然属性,强调生命是身心统一的整体,将临终者从无望的机械性救治中解放出来,赋予其支配生命的自由。传统医学理念中,医护人员和患者家属都单纯希望延长患者生命,忽略了患者在治疗过程中所饱受的身心痛苦和应得到的尊重。与此相反,临终关怀以舒缓性治疗代替普通治疗,通过临床护理手段、科学的心理关怀方式,最大限度地帮助患者减轻痛苦,同时也让家属参与其中,减少亲人离世后留下的遗憾。

老年期认知障碍患者在疾病发展的过程中,体内多种器官和系统功能储备逐渐退化,疾病的致病因素若为神经元退行性病变,则预后较差。重度患者逐渐丧失语言、运动等功能,并发症逐渐增多,大部分患者此后的2年内死于营养不良、褥疮、肺部感染或其他躯体疾病。适合的治疗方案、良好的护理及营养状况,同时无其他严重躯体疾病,对于患者生命后期的生活质量起到决定性的作用。对于大多数老年期认知障碍患者而言,药物治疗的意义和作用已相当有限,是否应采取姑息治疗,是否在患者疾病发展到严重程度之前,考虑提前征求患者及家属对治疗的意见,使其在生命的最后历程中最大程度减少痛苦是医护人员和家属以及其他相关工作人员需要深思和行动的,这就是我们通常所说的临终关怀。

当然,不同于普通临终患者,老年期认知障碍患者具有特殊性,这就要求临终关怀的内容更加广泛。除了关注部分残存认知功能的临终患者的精神、心理因素外,提供给患者舒适的环境、预防终末期严重并发症所造成的痛苦同样重要。现阶段,对老年期认知障碍患者的临终关怀主要护理内容包括:定期清洁消毒病房;对长期卧床、大小便失禁者及时清洁外阴,并勤翻身,保持床铺清洁干燥;加强药物管理及饮食护理;根据病情许可,提供适当的康复活动;对合适的患者提供感官刺激,如品酱油、糖水,闻气味,抚摸羽绒物等。此外,在床前陪伴患者,播放患者喜爱的音乐,紧握患者的手、给他们按摩或活动四肢也是对老年期认知障碍患者临终关怀的内容。

临终关怀工作人员、患者和患者家属是相互作用的三方关系,对患者家属的关怀同样是临终关怀的工作内容。当亲人面对病痛和死亡时,对亲人死亡的恐惧和不安的阴影同样笼罩着患者家属。对患者家属的慰藉与关怀直接影响到对临终者的心理、精神和情感的安慰和治疗。对患者家属的关怀包括对患者家属的理解、同情和安慰,鼓励家属把内心的痛苦和真实的想法抒发出来;尽量满足家属对患者治疗、护理、生活等方面的要求;陪伴患者家属一起面对亲人的离去,指导家属参与对临终患者的护理工作,努力达到逝者死而无憾、生者问心无愧的目标。

涉及临终关怀相关伦理问题时,首先,在医疗机构就诊的老年期认知障碍患者确诊后,医护人员应如实告知患者及家属相应的诊断,解释疾病的相关知识以及预后,这样有利于患者及家属能够及时做出有利的选择并接受治疗,同时尽早安排以后的生活。专业医务人员应及时帮助患者本人及家属了解痴呆诊断及其含义、患者当前病情及所处的阶段,并解答关于诊断以及该种疾病的疑问。科学解答家属的提问并给出自己对疾病的处置和建议。沟通期间工作人员应充分尊重患者及家属对诊治方案的选择,并分析利弊,对重要的问题要加以重复,同时对以后的生活以及诊疗做一些专业的指导,尽量协助他们做出有利于自身的选择。其次,对于老年期认知障碍患者来说,由于记忆、智能等认知领域的衰退将逐渐丧失决策与判断能力。随着疾病的进展,患者的决策权渐渐需要由家属、照料者、医护人员代替行使。在此过程中及时准确评估患者残存的认知和决策能力是非常重要的。在患者尚存较好的决策能力时,应在充分遵循患者本人意愿的基础上,及时协助患者制订并记录今后的生活计划,该计划具有法律效力;在需要征询患者意见时,应将较难的问题转化为简单的问题,以便让患者做

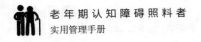
出判断。

认知障碍与痴呆相关的法律问题：对于老年期认知障碍患者来说，病程进入晚期将失去判断力。因此，应尽早与患者讨论法律和财务方面的问题。如有可能，可请专业律师帮助制订法律和财务计划。我国司法实践对患有老年期认知障碍患者的民事行为能力、法律能力评定时主要依据患者目前的智能水平以及行为能力，简单来说就是以患者目前的认知水平能否判断、识别相关信息，能否对自己的切身利益做出正确的判断，能否完全辨认自己的权利和义务，能否全面维护自己的合法权益。为了维护老年期认知障碍患者的权益，司法鉴定通常将痴呆患者评定为无行为能力和部分行为能力的人，并依法为他指定监护人，然后由监护人代替他进行各种事务的处理和财产的管理等。作为监护人应在患者有能力的阶段，让患者说出并记录将来的生活计划，尊重患者的意愿。患者及其监护人应尽早了解各种医疗费用包括老年保健医疗、医疗辅助制度和私人保险所提供的各种服务，仔细查看患者保单所涵盖的范围，同时也应知晓所在地区政府提供何种资助，做好长远打算以避免不必要的开支。推荐医务人员充分与痴呆患者及家属探讨患者认知功能及生活能力，指导并协助患者家属为患者制订较为完备的生活计划。

中国的老龄化社会具有老年人口基数大、进程快、慢性病发病率高等特点，专家认为"预计到 21 世纪中期，中国老年人占总人口的比例将达到 20%，成为世界老年人最多的国家"。促进临终关怀的发展，可以在一定程度上缓解当前人口老龄化的社会压力，改善当前的家庭养老模式，促进社会养老模式的形成。合理利用社会资源来减轻家庭负担，可以减少社会矛盾，降低社会中的不和谐因子。用科学的方式指导家属如何对老年人进行临终照护，同时也能使老人的晚年生活质量有所提高，生命得到尊重。

在中国，临终关怀事业以及相关伦理的探讨与实践尚处于起步阶段，无论是理论研究还是实践开展都需要时间。临终关怀与伦理探索在中国发展过程中，遇到了诸如传统"好死不如赖活着"的思想根深蒂固、现代生命观相对滞后、公民素质低下等多方面的阻碍，使得临终关怀在中国的发展遇上一系列伦理冲突。值得高兴的是，许多国民已经意识到这个待解问题，也正在努力为生命的末期关怀找寻新的路径，终有一天，生的愉悦与死的坦然都将成为生命圆满的标志。

（周　勇）

参 考 文 献

［1］王鲁宁. 关注老年痴呆患者的照料者问题［J］. 中华内科杂志,2006,45(4):2.

［2］杨振,张冬梅,陈任,等. 我国五省(市)老年痴呆照料现状调查分析［J］. 安徽医学,2013,34(6):847-850.

［3］刘宏斌. 老年痴呆患者生活质量及其影响因素［J］. 中国老年学杂志,2012,32(6):1237-1238.

［4］徐志华,陈加俊,张颖,等. 老年痴呆患者生活质量影响因素及健康干预对策［J］. 中国老年学杂志,2014,34(17):5002-5003.

［5］胡蝶. 全程护理干预对早中期老年性痴呆患者生活质量的影响［J］. 心理医师,2016,22(7):176-177.

［6］王利群,关青,王军辉,等. 吉林市老年痴呆患者社区护理干预现状及对策［J］. 中国老年学杂志,2012,32(9):1905-1906.

［7］程娟,徐娜娜,马英霞,等. 老年痴呆患者生活质量及其影响因素分析研究［J］. 现代生物医学进展,2014,14(11):2147-2151.

［8］吴群华,杜佳佳,徐燕红,等. 农村老年痴呆患者生活质量与社会支持的相关性［J］. 中国老年学杂志,2016,36(2):449-451.

［9］齐善夫,郑成应,周东升,等. 老年痴呆患者生活质量与社会支持的关系［J］. 中国康复理论与实践,2013,19(2):164-166.

［10］金丽敏. 多元化家庭护理对老年痴呆患者认知功能及生活质量的影响［J］. 全科护理,2014,12(32):2983-2984.

［11］卫生部. 2012 中国卫生统计年鉴［M］. 北京:中国协和医科大学出版社. 2012.

［12］吴玉韶. 中国老龄事业发展报告(2013)［M］. 北京:社会科学文献出版社. 2013.

［13］贾建平. 中国痴呆与认知障碍诊治指南［M］. 北京:人民卫生出版社,2010.

［14］宋岳涛. 老年综合评估［M］. 北京:中国协和医科大学出版社,2012.

［15］张瑞芹,常婧,陶红,等. 北京社区离退休人员人格特征与心理健康关系的调查研究［J］. 中华保健医学杂志,2013,15(2):156-159.

［16］中国老年医学学会认知障碍分会认知障碍患者照料及管理专家共识撰写组. 中国认知障碍患者照料管理专家共识［J］. 中华老年医学杂志,2016,35(10):1051-1060.

［17］于恩彦. 实用老年精神医学［M］. 杭州:浙江大学出版社,2013.

［18］贾建平,王荫华,杨莘. 中国痴呆与认知障碍诊治指南(六):痴呆患者护理［J］.

中华医学杂志,2011,91(15):1013-1015.

[19] 冯怡. 精神障碍护理学[M]. 杭州:浙江大学出版社,2013.

[20] 李丽珠,郝伟平,袁国萍. 综合护理干预对老年痴呆患者生活质量的影响[J]. 临床心身疾病杂志,2014,1(20):72-73.

[21] 杨莘,王祥利,邵越英,等. 335起护理不良事件分析及对策[J]. 中华护理杂志,2010,45(2):130-132.

[22] 华春晖,薛泳华,刘春,等. 标准大骨瓣开颅减压术联合颅内压监测在重型颅脑损伤中的应用及对预后的影响[J]. 疑难病杂志,2015,14(6):568-571.

[23] 朱胜春. 压疮高危患者临床特征及危险因素分析[J]. 理学报杂志,2010,17(3):72-74.

[24] 蒲丽辉,胡秀英,刘祚燕. 老年患者压疮风险现状调查与影响因素分析[J]. 中国护理管理杂志,2015,15(5):540-544.

[25] 王晓明. 老年病学[M]. 西安:第四军医大学出版社,2011.

[26] 江开达. 精神病学高级教程[M]. 北京:中华医学电子音像出版社,2018.

[27] 林勇,沈建根. 老年期认知障碍临床案例荟萃与分析[M]. 合肥:安徽科学技术出版社,2018.

[28] 汪晓鸣. 居家养老——如何在社区和家庭照护老人[M]. 上海:中国劳动社会保障出版社,2013.

[29] 湛水艳,伍业光. 老年谵妄临床观察和护理体会[J]. 护理学杂志,2019(3):53-54.

[30] 洪立,王华丽. 老年期痴呆专业照护[M]. 北京:中国社会出版社,2014.

[31] 蔡桂兰,陈芳元,周萍. 老年痴呆照料者专业照料需求的调查分析[J]. 临床护理杂志,2016,15(2):18-21.

[32] 陈玉辉,龚涛. 老年性痴呆的营养支持[J]. 中华临床营养杂志,2010,18(3):178-181.

[33] 蒋薇,邱小文. 鼻饲匀浆膳对高龄卧床患者的营养支持[J]. 中国老年学杂志,2013(12):63-64.

[34] 齐士格,王志会,王丽敏,等. 2013年中国老年居民跌倒伤害流行状况分析[J]. 中华流行病学杂志,2018,39(4):439-442.

[35] 张庆来,张林. 老年人跌倒的研究进展[J]. 中国老年学杂志,2016,36(1):248-249.

[36] 魏书侠,池秋路. 老年轻度认知障碍患者跌倒风险及干预研究[J]. 解放军预防医学杂志,2016(2):66-67.

[37] 董璐,周洁,徐国会. 老年住院患者跌倒护理研究进展[J]. 中国康复理论与实

践,2012,18(1):30 - 32.

[38] 钟华荪.居家老人安全护理技巧[M].北京:人民军医出版社,2012.

[39] 吴越,程灶火.轻度认知障碍的研究进展[J].中国老年学杂志,2013,33(9):
2215 - 2217.

[40] 沈红仙,殷淑琴,方玉红.老年轻度认知功能障碍患者社区护理的干预效果[J].
解放军护理杂志,2013,30(16):23 - 25.

[41] 石义容,胡慧,王凌,等.社区轻度认知损害健康教育护理研究进展与展望[J].中
国医药导报,2017(24):38 - 41.

[42] 徐晓,高利华,赵红梅,等.加强老年危重症患者的压力性损伤护理管理研究[J].
中国急救医学,2018,38(10):370.

[43] 赵玉梅,杨春杰,任芳.社区老年痴呆患者家属照料者的心理干预[J].现代中西
医结合杂志,2012,21(9):1005.

[44] 杨振,陈若陵,张冬梅,等.老年痴呆照料者负担及其影响因素研究进展[J].安徽
医学,2013,34(3):360 - 361.

[45] 刘狮妍,罗兴伟,赵伟,等.慢性精神分裂症家属照护体验及负担的质性研究[J].
中国临床心理学杂志,2015,23(2):263 - 268.

[46] 张美兰,许明智,杜耀民.老年痴呆病人照料者心理健康状况研究[J].中国临床
心理学杂志,2006,14(4):401 - 402.

[47] 刘文凤,段桂香,马雄英.老年痴呆照料者情感负担与心理弹性的相关性分析
[J].中国基层医药,2016,23(12):1895 - 1898.

[48] 余华,赵旭东,刘爱敏.老年期痴呆照料者干预研究相关计量分析[J].中国心理
卫生杂志,2016,30(1):29 - 34.

[49] 郭正军,王玉杰,郭玉敏,等.严重精神障碍主要照料者抑郁现状及干预研究[J].
中国现代医学杂志,2019,29(3):72 - 77.

[50] 苏雅芳,陈爱学,江爱玉,等.重性精神障碍患者家属心理健康状况分析[J].中国
预防医学杂志,2015,16(5):355 - 359.

[51] 邬智俊,刘清莹.重度抑郁症患者家属心理健康状况及生活质量[J].中国健康心
理学杂志,2018,26(3):330 - 333.

[52] 中华医学会神经病学分会痴呆与认知障碍学组写作组.血管性认知障碍诊治指
南[J].中华神经科杂志,2011(2):142 - 147.

[53] 李香风,赵红.老年人家庭照顾者及其照顾能力研究现状[J].中华护理杂志,
2009,44(11):1051 - 1053.

[54] 孟宪武.临终关怀[M].天津:天津科学技术出版社,2002.

[55] 张昊,陈永进,孙彩云.灵性关怀的作用机理及干预作用[J].中国社会工作,

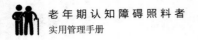
2014(4):32-34.

[56] 吴素香.善待生命——生命伦理学概论[M].广州:中山大学出版社,2011.

[57] 杨建兵.在中国推广临终关怀的必要性及其伦理原则[J].中国医学伦理学,
2001(6):25-26.

[58] 石礼华,刘庚常.论中国临终关怀制度构建[J].中国医学伦理学,2013(8):523.

[59] 贾建平,王荫华,蔡晓杰,等.中国痴呆与认知障碍诊治指南(七):照料指南与相
关伦理[J].中华医学杂志,2011(16):1081-108.

[60] 冯辉,陈玉明,庄晓伟,等.精神分裂症患者家属心理健康状况与应对方式的相关
性[J].中国康复理论与实践,2016,(8):968-972.